ADIÓS
a la
SILLA

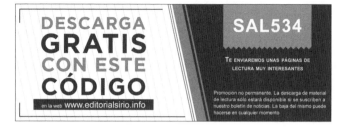

Título original: DON'T JUST SIT THERE
Traducido del inglés por Roc Filella Escolá
Diseño de portada: Natalia Arnedo
Maquetación de interior: Teleservicios Editoriales S.L.

©   de la edición original
     2015 Katy Bowman

     Publicado inicialmente por Propriometrics Press, www.propriometricspress.com
     Derechos de edición obtenidos a través de Sylvia Hayse Literary Agency, LLC. USA

©   de la presente edición
     EDITORIAL SIRIO, S.A.
     C/ Rosa de los Vientos, 64
     Pol. Ind. El Viso
     29006-Málaga
     España

www.editorialsirio.com
sirio@editorialsirio.com

I.S.B.N.: 978-84-17030-76-6
Depósito Legal: MA-476-2018

Impreso en Imagraf Impresores, S. A.
c/ Nabucco, 14 D - Pol. Alameda
29006 - Málaga

Impreso en España

Puedes seguirnos en Facebook, Twitter, YouTube e Instagram.

KATY BOWMAN

ADIÓS
a la
SILLA

EL MÉTODO
KATY BOWMAN
contra el sedentarismo

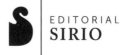

EDITORIAL
SIRIO

Para mis padres, que trabajaron muy, muy duro

Índice

Prólogo

COMO BIEN SABEN los lectores habituales de Marks-DailyApple.com, soy una de la primeras *fans* del movimiento «ponte de pie» que en los últimos tiempos ha cobrado un gran auge. Hace unos años, en nuestras oficinas centrales de Primal Blueprint en Malibú, montamos unas mesas para trabajar de pie, muy rudimentarias, apilando diversos tipos de cajas de embalaje de USPS para colocar a mayor altura ordenadores y teclados. Hoy en día, todos los espacios de trabajo están equipados para que podamos «hacer ejercicio» mientras trabajamos. Los amigos que se acercan y ven todo mi montaje dicen que parece que escribo los correos sentada en un *pogo stick*[1]. Como quiera que sea, no se puede negar que tengo los flexores de la cadera más flexibles y elásticos.

---

[1] *Pogo stick* o «pogo saltarín» es un dispositivo para saltar en posición de pie con ayuda de un resorte. Se compone de un bastón con un manillar en la parte superior para sujetarse y almohadillas en la parte inferior para poner los pies.

Actualmente, muchos trabajadores pueden hacer tres o cuatro kilómetros sin moverse de la oficina y sin robar tiempo al trabajo gracias a las cintas de andar. Entre tanto, los principales medios de comunicación se han apuntado al lema de moda de «El sedentarismo es el nuevo tabaquismo». Las grandes empresas de mentalidad progresista modernizan los espacios de trabajo con mobiliario que permite trabajar de pie, y millones de personas que trabajan desde casa, e incluso en el dormitorio, se están concienciando de la necesidad de evitar prolongados períodos de inmovilidad con el cuerpo doblado sobre el teclado.

Prologar el libro es un honor para mí, ya que creo que es la líder mundial en este pujante campo de la biomecánica y la relación de esta con la salud y el desarrollo humanos, no solo en el trabajo, sino también durante la actividad física e incluso en las horas de sueño y descanso. En sus explicaciones sobre biomecánica, Katy aúna con un enfoque práctico y asequible los «distintos» campos de la biología, la física y la kinesiología. También ella lo pone en práctica en su día a día: escribe, enseña y sigue un ajetreado programa de viajes por todo el mundo sin por ello dejar de atender la necesidad de movimiento de su cuerpo.

Cuando al principio me puse en contacto con Katy para colaborar en la busca de una solución al problema de «el sedentarismo es el nuevo tabaquismo», promoviendo para ello mis queridas mesas para trabajar de pie, debo admitir que sus comentarios iniciales me sorprendieron. «¿El sedentarismo es el nuevo tabaquismo? Pues la verdad es que no —replicó Katy—. No todo está en cambiar una mesa estándar por otra alta. Si estás de pie frente a ella todo el día en la misma posición, no habrá ninguna diferencia... salvo que estarás más cansado, agarrotado y dolorido».

Intuyo perfectamente a qué se refiere Katy. Pese a mi entusiasta decisión de trabajar de pie, reconozco que en cuanto llego a casa, me rindo: agarro el portátil y me siento con él sobre el estómago entre los mullidos cojines del comodísimo sofá que tengo al aire libre (procurando mantener recta la columna, eso sí), o, para cambiar, me siento en el taburete alto de la cocina. Cuando hablaba con Katy, me sentía culpable, como si estuviera haciendo trampas o no tuviera aún fuerza suficiente para aguantar el trabajo de pie todo el día. Ahora me doy cuenta de que simplemente hago lo que mis genes me reclaman: cambiar de postura y de rutina.

En realidad, en este sentido estamos ante un complejo problema biomecánico para el que no existe fácil solución. Cuando tengo que decidir entre diversas opciones para contrarrestar los efectos dañinos que la vida altamente tecnológica tiene para la salud, siempre me remito al modelo ancestral y al ejemplo de nuestros antepasados. Lo más probable es que la mayoría de los cazadores-recolectores de la prehistoria llevaran una vida con una actividad física que fluctuaba muchísimo de un día para otro. Eran auténticos «hombres orquesta» en el más amplio sentido de la palabra, porque su vida dependía de que poseyeran una gran diversidad de destrezas y capacidades físicas para desenvolverse entre los siempre presentes desafíos y peligros de la vida primigenia.

En la actualidad, para ser rentables en un universo tecnológico, se nos ha obligado a convertirnos en especialistas. La especialización nos parece una gran idea cuando necesitamos un electricista que nos cambie la instalación del cuarto de baño o un traumatólogo que nos examine la rodilla. Sin embargo, como individuos tenemos que reconocer que desde la perspectiva de la evolución, desde una perspectiva física y celular, y también desde un punto de vista intelectual, esta especialización no es sino un desajuste. Richard A. Heinlein, autor de *Forastero en tierra extraña*, lo plasmó de manera memorable cuando dijo: «El ser humano ha de saber cambiar un pañal, planificar una invasión, matar un cerdo, pilotar un barco, diseñar un edificio, escribir un soneto, cuadrar unas cuentas, levantar un muro, recolocar un hueso en su sitio, consolar al moribundo, cumplir órdenes, dar órdenes, colaborar, actuar solo, resolver ecuaciones, analizar un problema nuevo, esparcir estiércol, programar un ordenador, preparar un plato suculento, combatir con eficacia, morir con dignidad. La especialización es asunto de los insectos».

Como bien detalla Katy en este libro, los humanos estamos diseñados para una existencia fractal que nos aboca a infinidad de retos físicos diarios. Y no me refiero solo a desafíos rutinarios como tus dos kilómetros a pie o en bici y el programa de siete aparatos del gimnasio; el ser humano en su estado natural está diseñado genéticamente para enfrentarse también a retos espontáneos que obligan a su cuerpo a realizar movimientos nuevos y extraordinarios.

Y siento tener que decíroslo, pero ser entusiasta del ejercicio físico, o incluso un concienzudo deportista de competición, no es garantía de nada. Como los más recientes estudios científicos han desvelado con el llamado síndrome del teleadicto activo, ni siquiera quienes siguen un estricto programa diario de ejercicios físicos están libres del riesgo de contraer la enfermedad de una vida sedentaria cuando pasan la mayor parte de sus días yendo y viniendo del trabajo en algún medio de transporte, sentados frente a la mesa del despacho, y divirtiéndose sin moverse con pasatiempos de pantalla. Además, también quienes ejercen trabajos activos –por ejemplo, el técnico de mantenimiento, el constructor o el operario de carga y descarga de mercancías– normalmente realizan tareas repetitivas con las que solo mueven una pequeña parte de sus músculos y articulaciones. Y la repetición en el trabajo físico (en especial cuando se emplea una mecánica ineficaz) puede provocar, por exceso de uso, diversas lesiones y problemas de salud.

En este sentido, la solución no son más sesiones en el gimnasio ni caminar más kilómetros, ni siquiera montarse una mesa para trabajar de pie ni cosas parecidas. Todo pequeño paso que aleje del sedentarismo ayuda, por supuesto, pero el cambio tiene que ser general y extensivo a todas las actividades de la vida diaria, e imponérnoslo como obligación. Hemos de tener cuidado con las rutinas, con las comodidades modernas y con todo lo que incite al sedentarismo. Si te gusta ver la televisión por la noche, ¿puedes ponerte en cuclillas, estirar las piernas hacia atrás y volver a la posición de cuclillas varias veces? ¿Pueden sobrevivir tu despacho y tu empresa si a menudo atiendes las llamadas de teléfono y hasta las reuniones personales mientras paseas por el patio de la oficina?

No te preocupes, no te van a faltar aquí ideas ni recomendaciones, pero has de ser tú quien se ponga en marcha. Es posible que, al principio, utilizar las escaleras en vez del ascensor o aparcar siempre lo más lejos posible en lugar de buscar la plaza más próxima te incomode y te fastidie, pero pronto vas a incorporar nuevos hábitos de este tipo, y el movimiento creativo se convertirá en una segunda naturaleza. Entonces, serás un sólido ejemplo para tus semejantes que ciegamente se afanan en formas y estrategias que elevan su grado de pereza y desidia a cotas de primer orden.

Dejemos la especialización para los insectos y rechacemos la monotonía, la indolencia y las convenciones sociales obsoletas. En su lugar, un poco más consciente y con nuevas herramientas y destrezas, puedes empezar a disfrutar de tu apuesta por una vida diaria activa, espontánea y lúdica. ¡Buena suerte en tu viaje!

MARK SISSON,
Malibú

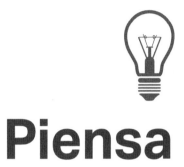

Piensa

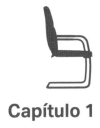

Capítulo 1

EL SEDENTARISMO NO ES EL NUEVO TABAQUISMO

SI SUELES NAVEGAR por Internet y eres de los que consultan webs dedicadas a la salud, lo más probable es que en algún momento te hayas encontrado con titulares alarmantes sobre los peligros del sedentarismo. Frases como «el sedentarismo es el nuevo tabaquismo» implican que, tal y como ocurre con el tabaco, permanecer sentado la mayor parte del día va asociado estadísticamente a numerosos problemas de salud, entre ellos, la muerte por enfermedad cardiovascular y cáncer, y que nos va a costar tiempo darnos cuenta de ello y abandonar esta perniciosa costumbre.

Como defensora desde hace mucho tiempo de la campaña «No te quedes sentado», me asombra que por fin los medios de comunicación hablen del excesivo *apego* a la silla. Los estudios sobre enfermedades relacionadas con el sedentarismo (entre ellas el cáncer) no son nuevos. El primer artículo que leí (en 1997) sobre este tema se publicó en 1993, lo cual significa que los científicos, en algunos lugares del mundo al menos, conocen esta relación desde hace como mínimo veinte años.

A la luz de las investigaciones sobre las consecuencias derivadas de permanecer horas sentado y las campañas destinadas a fomentar opciones más saludables, las personas preocupadas por la salud se han sentido más que motivadas para dejar la silla y adoptar el balón fisiológico, la mesa alta de trabajo y la mesa con cinta de andar incorporada. Las opciones para permanecer menos tiempo sentado son innumerables, de modo que la idea de que estar de pie en un lugar es la solución al excesivo tiempo que podamos pasar sentados me recuerda el chiste aquel sobre la teoría de que todos los accidentes ocurren en un radio de veinte kilómetros de tu casa. «He leído que todos los accidentes suceden a menos de veinticinco kilómetros del lugar donde uno reside..., así que me he mudado». O: «He leído que estar sentado mata, y ahora me da miedo no quedarme de pie».

Como explico con mayor detalle en mi libro *Mueve tu ADN: Recuperar la salud con el movimiento natural,* el verdadero problema no es el hecho de estar sentado: es hacerlo siempre en una misma posición, un hábito que literalmente nos enferma de muchísimas formas. Por ejemplo, para adaptarse a la postura repetida, los músculos cambian su composición celular, un cambio que, a su vez, reduce el rango de movimiento de las articulaciones. Esta «rigidez» del músculo y de la articulación puede provocar que se endurezcan las paredes arteriales del interior de estos músculos. La buena noticia es que, debido a que todos llevamos muchas décadas sentándonos de la misma forma (en posición estática), el simple hecho de cambiar de postura (o bien, ponernos de pie más a menudo), así como movernos de vez en cuando a lo largo del día, puede ayudarnos a mejorar nuestra salud.

Como experta en biomecánica, ayudo a la gente a comprender que la forma que suele adoptar su cuerpo (es decir, la postura) afecta a la forma de las propias células. En otras palabras, tu modo de sentarte ha cambiado los diminutos elementos que constituyen tu estructura, así como la forma y la densidad de tus huesos, la longitud de

PARA COSECHAR LOS BENEFICIOS DE NO PERMANECER SENTADO TANTO TIEMPO, SE REQUIERE ALGO MÁS QUE CAMBIAR UNA POSTURA ESTÁTICA POR OTRA: EXIGE UNA COMPLETA REVISIÓN DE LA MANERA EN QUE PERCIBES TU CUERPO Y DEL MODO EN QUE LO MUEVES.

UN POCO DE ANATOMÍA

Las arterias están dispuestas de forma específica para aprovechar al máximo los gradientes de presión[2] y mantener un flujo sanguíneo regular, pero esta geometría cambia según la postura que adoptes. Las alteraciones prolongadas en la geometría arterial pueden cambiar el modo en que la sangre fluye a través de las venas, generando así escenarios en los que la carga que ha de soportar la pared de los vasos sanguíneos provoca cambios en las células, de modo que pasan de ser *ateroprotectoras* (protectoras contra la formación de placas) a ser *aterogénicas* (promotoras de la formación de placas).

tus músculos y tendones, y la tensión en reposo de tus tejidos conectivos. A nivel más profundo y celular, para cosechar los beneficios de no permanecer sentado tanto tiempo, se requiere algo más que cambiar una postura estática por otra: exige una completa revisión de la manera en que percibes tu cuerpo y del modo en que lo mueves.

Al final, el consejo de que «todo lo que necesitas para resolver tus problemas es ponerte de pie» me hizo caer en la cuenta de la necesidad de un análisis o una explicación más exhaustivos.

El hecho de permanecer sentado no es, por sí mismo, pernicioso del mismo modo que lo es un cigarrillo. La posición sedente es perfectamente inocua si se «consume» adecuadamente. Un cigarrillo nunca es

---

[2] Se denomina gradiente de presión a la diferencia de presión entre dos puntos. Es un factor determinante del flujo sanguíneo.

inocuo. El simple hecho de colocar el trasero en la silla no te enferma; como se suele decir: «el veneno está en la dosis». Al buscar soluciones, también el lenguaje nos puede causar problemas, porque seguimos equiparando el estar sentado con permanecer inmóvil; sin embargo, en muchos casos, los efectos físicos de estar sentado se deben tanto a una geometría repetitiva (sentarse siempre en la misma posición) como a los cambios metabólicos que el sedentarismo provoca. Por esto, los cambios de postura pueden favorecer la salud del mismo modo que lo puede hacer el hecho de ponerse de pie y moverse de vez en cuando, lo cual es una estupenda noticia para los millones de personas que no están lo bastante en forma como para permanecer de pie la mayor parte del tiempo. Así es, incluso tú –que quieres cambiar tu nivel de riesgo de contraer enfermedades pero te sientes atrapado en tus actuales limitaciones físicas– puedes cambiar la forma de sentarte y mejorar la salud a nivel celular.

Sería un fallo por mi parte no dejar bien claro que «estar de pie» no es la solución simple y definitiva que cabría imaginar. No todas las formas de estar de pie son iguales, y las hay que cargan tus células y generan adaptaciones positivas. ¿Qué sentido tiene estar de pie de una forma que te machaca el cuerpo tanto como puede hacerlo el estar sentado?

El problema de equiparar el hecho de permanecer mucho tiempo sentado con el tabaco (o pensar que estar de pie es la mejor solución) es que simplifica en exceso el problema y lo aborda de manera reduccionista. Proclamar que estar de pie sin moverse es la solución a estar sentado inmóvil perpetúa la peligrosa idea de que existe una forma de soportar largos periodos de inmovilidad, sea sentado o de pie, y seguir manteniendo el grado de salud necesario para tener una buena calidad de vida.

La razón de que haya escrito este libro es que, en este preciso momento, probablemente estés muy

RINCÓN CIENTÍFICO

SEDENTARISMO Y CALCIFICACIÓN DE LA ARTERIA CORONARIA

Según los Centros de Control de Enfermedades (CDC por sus siglas en inglés), la enfermedad de las arterias coronarias es la principal causa de muerte en Estados Unidos. La cantidad de tiempo que el trabajo de oficina habitual obliga a estar sentado se asocia a una mayor calcificación de la arteria coronaria, uno de los primeros indicadores de riesgo de cardiopatías. En un estudio se analizaron los escáneres y los datos del acelerómetro (aparato que mide cuánto te mueves) de más de dos mil adultos, y se descubrió que cada hora diaria de trabajo sedentario iba asociada a un aumento medio del 14 % de la calcificación de la arteria coronaria. La relación entre la calcificación y estar sentado era independiente de la actividad física y de otros factores típicos de riesgo de enfermedades cardíacas.

American College of Cardiology (2015), "Excess sitting linked to coronary artery calcification, an early indicator of heart problem" [El exceso de tiempo sentado vinculado a la calcificación de la arteria coronaria, un indicador temprano de problemas cardíacos], Science Daily, 5 de marzo de 2015, obtenido en: sciencedaily.com/releases/2015/150305205959.htm.

motivado para pasar menos tiempo sentado, y me gustaría ayudarte a conseguirlo (pero de manera correcta). Para ello, debes regirte por algo más sólido que el simple «estar más tiempo de pie». Por eso he incluido los cuatro apartados siguientes en este libro:

- Cómo montar un espacio de trabajo perfecto
- Cómo sentarse bien
- Cómo estar de pie en posición correcta
- Cómo hacer ejercicio mientras trabajas

El último apartado está dividido en dos partes, porque no solo quiero ofrecerte ejercicios para «de-sensillar» tu cuerpo en los descansos dedicados a moverte, sino también demostrarte que puedes ejercitarlo mientras trabajas (unos ejercicios para los que no tendrás que dejar tu tarea de lado).

TIEMPO DE PANTALLA

Pecaría de ignorante si no dijera también que estar mucho tiempo sentado es, efectivamente, un factor de riesgo de enfermedad y muerte, pero también lo es el tiempo de pantalla, lo cual significa que, aunque te pongas de pie, si te pasas el día mirando la pantalla del ordenador o el móvil, en realidad no has salido de la zona de riesgo tanto como quisieras. El tiempo de pantalla y la falta de movimiento están relacionados, pero son variables independientes y hay que tratarlas por separado. Aunque hayas adquirido la costumbre de dar un paseo todos los días, sigue siendo necesario que observes la frecuencia de uso de tus dispositivos y reducirla. Todo el que haya seguido una dieta sabe que pasar hambre no sirve de nada. La mejor forma de conseguir una dieta equilibrada es mediante cambios pequeños, por ejemplo, eliminar productos procesados o consumir productos orgánicos en lugar de los convencionales.

Estos son tus deberes: deja de pensar en tirar el móvil al mar y, en su lugar, acostúmbrate a hacer pequeños descansos para olvidarte de él. Alejarte (guardar, prescindir, etc.) durante dos o tres minutos de esas pantallas adictivas diez o doce veces al día es un hábito que puedes cultivar. Una cosa es necesitar la pantalla para trabajar, y otra, ser adicto a ella. Utiliza esos minutos de descanso tecnológico para andar o hacer algún ejercicio de estiramiento. ¿Estás aburrido? No revises el correo otra vez. En vez de eso, deja el teléfono y tócate los dedos de los pies. ¿Estás en la cola del banco? Apóyate solo en una pierna y practica algunos de los ejercicios de alineación del CAPÍTULO 5. Cuando vayas al aseo, hazlo «solo» (*léase*: sin todo tu equipamiento tecnológico) y concéntrate en cómo te sientas y te levantas del inodoro. Se puede sacar sano provecho de estas sesiones de tres minutos. Inténtalo.

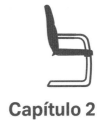

Capítulo 2

¿LA MEJOR POSICIÓN ERGONÓMICA? NO EXISTE TAL COSA

EL OBJETIVO DE la ergonomía moderna no es determinar científicamente qué es lo mejor para el cuerpo humano, sino qué postura es la mejor para mantenerse en ella durante ocho o más horas seguidas y poder volver al trabajo al día siguiente, y al siguiente, y al otro y al otro. Antes de aplicar datos ergonómicos a tu espacio de trabajo, considera esto: *Encontrar la «postura óptima para trabajar» no tiene tanto que ver con tu salud a largo plazo como con tu valor de producción en un período de trabajo*. Esto no quiere decir que el experto en ergonomía de tu oficina no tenga en cuenta lo que

UN POCO DE ANATOMÍA

Según el *Journal of Occupational and Environmental Medicine*, el gasto sanitario ocasionado por los trabajadores que muestran altos niveles de estrés es casi un 50 % superior a la media.

le conviene a tu salud, pero hay que plantearse una perspectiva más amplia. No existe realmente una manera de sentarse durante mucho tiempo que sea sana; solo un modo de hacerlo que provoque menor daño a las partes que se resienten con esta cronificación de la postura.

Desde un punto de vista terapéutico, lo habitual es que intentemos resolver los problemas de dolor buscando una posición del cuerpo «mejor» que la actual. Pero el problema de nuestro cuerpo raramente es la postura en que lo colocamos; el problema es la alta frecuencia con que lo mantenemos en una misma posición. Si permanecemos en la misma postura mucho tiempo, como hacemos cuando estamos sentados (o ante el ordenador o al volante), significa que hay una cantidad infinita de posibles posturas que no adoptamos jamás.

Los investigadores llevan muchos años intentando averiguar la mejor manera de colocar el cuerpo para conseguir un rendimiento óptimo en la oficina. El fallo oculto de estos estudios —o, al menos, de la forma en que se exponen— es que no insisten suficientemente en que el problema principal reside en el *uso de una sola posición*. La búsqueda de la postura óptima cuando permanecemos inmóviles siempre se va a desbaratar debido a los problemas inherentes a la falta de movimiento. Por fortuna, a la luz del reconocimiento de la importancia de moverse a lo largo del día frente al ejercicio físico intercalado en una jornada en su mayor parte sedentaria, se está imponiendo en la investigación sobre el tema una nueva tendencia general: la de observar los efectos fisiológicos y biomecánicos que conlleva estar sentado mucho tiempo.

Si hablo de todo esto es porque quiero que comprendas que el objetivo de este libro es dejar claro que el auténtico problema reside en el concepto sedentario de *mesa de trabajo*, independientemente de que sea una mesa de las que exigen estar sentado o de las más innovadoras que requieren estar de pie. Si seguimos intentando resolver el problema de «cuál es la mejor manera de estar ante el ordenador», se nos pasará por alto que la respuesta es: «lo menos posible». Dicho todo esto, sigues teniendo que trabajar, estar ante el ordenador e ir y venir del trabajo en algún medio de transporte de forma regular. Pero el hecho de que no sepamos (aún) cómo resolverlo no debe impedir que hablemos del verdadero problema. Tenemos que buscar la manera de evitar en nuestro día a día que, por esa falta de movimiento, se atrofien los músculos y otros tejidos orgánicos.

Hay maneras mejores de sentarse y estar de pie, y existen pruebas de ello, pero en tus actuales circunstancias tienen un alcance limitado. Por esto, además de los ajustes posturales, que introducen nuevas cargas corporales y obligan a trabajar a otros músculos, también debes moverte más durante todo el día (y la palabra clave es «todo»). Los estudios más recientes demuestran que se puede ser activo (por ejemplo, completando fielmente todo el programa diario en el gimnasio o anotando el objetivo de «hoy 15 kilómetros» en tu plan de entrenamiento para un maratón) y seguir siendo sedentario (por ejemplo, desplazarte habitualmente en coche u otro medio motorizado, y abusar del entretenimiento digital en tus horas de ocio).

LA BÚSQUEDA DE LA POSTURA ÓPTIMA SIEMPRE SE VERÁ FRUSTRADA POR LOS PROBLEMAS INHERENTES A LA FALTA DE MOVIMIENTO.

Intentemos resolver el problema sin limitarnos a levantarnos de la silla y olvidarnos de ella, sino creando movimiento intermitente, a gran y pequeña escala, sin por ello descuidar el trabajo. A medida que vayas leyendo los siguientes apartados en que se habla del espacio de trabajo, de estar sentado, de ejercicios que puedes hacer en la oficina, ten siempre presente que el objetivo global es elaborar un sistema aplicable a toda la jornada laboral y no a momentos puntuales.

¿TE ESTRESA TU TRABAJO?

Cuando estás estresado, en tu cerebro se activa una alarma a la que el cuerpo reacciona preparándose para una acción defensiva. Si trabajas de domador de tigres en el circo, probablemente te será muy práctico el mecanismo de luchar o huir que te puede salvar la vida. Pero si lo tuyo es verter en tu corriente sanguínea hormonas que te tensan los músculos, te someten a una visión de túnel y te aumentan el ritmo cardíaco y respiratorio cada vez que abres el correo electrónico o que el gracioso de la oficina pasa por tu puerta, es muy posible que el estrés laboral esté debilitando los tejidos de tu cuerpo, disparando con ello el riesgo de lesiones y enfermedades. La solución: en lugar de (solo) montar un nuevo espacio de trabajo y hacer ejercicio todos los días, pensar de qué manera puedes eliminar el estrés laboral.

¿Comprobar el correo te da pavor? No lo compruebes veinte veces al día (*léase*: veinte vertidos bioquímicos y veinte contracciones de la mandíbula y de los músculos del cuello). Añade una respuesta automática a los correos: «Para aumentar la productividad, compruebo y respondo los correos dos veces al día, a estas horas____». Decide las horas que más te convengan. Y añade algo así: «Para asuntos urgentes, por favor llámenme directamente al____». A no ser que lo que te crispe los nervios sea el teléfono. En este caso, añade al buzón de voz un mensaje que advierta de que solo compruebas los mensajes del teléfono una vez al día, y que, para un servicio más rápido, te manden un correo. Cualquiera que sea tu preferencia, puedes pedir a la gente que se ciña a tus conveniencias. De ello dependen tu salud y tu productividad.

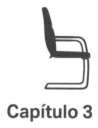

Capítulo 3

MONTA TU ESPACIO DE TRABAJO PERFECTO

SI TE PREGUNTARAN qué puesto ocupas en tu trabajo, les dirías el nombre exacto de tu cargo. ¿Pero no podría ser también una respuesta correcta: «ocupo una mesa y una silla»? Desde luego que sí, y por eso estás leyendo este libro sobre espacios para trabajar de pie. De hecho, este apartado no trata (solo) de trabajar sentado *versus* trabajar de pie; trata de todas las posiciones intermedias entre una opción y otra que puedes adoptar mientras trabajas.

Muchos asocian el estar en forma con el ejercicio físico, pero nosotros lo abordamos en un sentido mucho más amplio. Si por arte de magia nos liberaran de las jaulas de nuestra cultura moderna, postindustrial y basada en la tecnología, y nos devolvieran a los tiempos en que teníamos que procurarnos agua y alimento todos los días, construirnos el cobijo y llevar a cuestas nuestras posesiones, tendríamos el cuerpo expuesto a un flujo constante de trabajo y diversidad. Andaríamos por suelos diversos, pisando sobre todo tipo de inclinaciones y desniveles; nos sentaríamos a diferentes alturas, de formas distintas, sobre objetos muy dispares; emplearíamos los brazos y la espalda para todo lo que fuera necesario. Así que, cuando hablamos de optimizar el funcionamiento del cuerpo en la vida cotidiana, pensar que estar de pie es la única alternativa a estar sentado es una idea muy limitada.

La clave de favorecer la buena salud con un espacio de trabajo alternativo es que lo organices y dispongas de la forma más fluida posible. Cuanto más tiempo pases en un espacio «fijo» —aunque sea un módulo supersofisticado merecedor de cinco estrellas—, más cerca estarás de donde justo te encontrabas cuando te pasabas todo el día sentado. Después de muchos años de trabajar sentado, ponerse de pie es estupendo, sin duda, pero si no reactivas los mecanosensores (diminutos sensores de las células), tu cuerpo no hará más que iniciar una nueva serie de adaptaciones a tu nueva posición estática. Y es importante señalar que las *adaptaciones* no equivalen necesariamente a *mejoras*.

Supongamos que te gastaste el último céntimo e invertiste el último minuto que tenías libre en comprar este libro. No te queda dinero para conseguir esa mesa de trabajo completamente equipada, ni tiempo para ir a comprarla. Ahí va un secreto: si te sientas en la silla con las piernas cruzadas, en este preciso momento en que estás leyendo estas líneas, mejorarás tu cuerpo, porque trasladas el peso a otra zona de él. ¿No quieres (o no puedes) cruzar las piernas? Intenta poner un tobillo sobre la rodilla opuesta. Al cabo de unos minutos, cambia de tobillo y pierna. ¿Trabajas mucho con el portátil? Siéntate en un cojín en el suelo con las piernas abiertas en V y coloca el ordenador sobre una pila de libros. Siéntate con las piernas cruzadas y el ordenador en el suelo o encima de una caja, túmbate sobre el estómago, ponte de pie frente a cualquier tipo de repisa, o frente a una mesa: si es posible, haz todo eso en el espacio de una hora. ¿Entiendes lo que quiero decir? Las combinaciones y los cambios que puedes hacer en tu espacio de trabajo son *infinitos*. A veces nos obcecamos tanto en «hacerlo de forma correcta» que nos olvidamos de que la «forma correcta» es «de todas las formas distintas que puedas».

LA MECANOSENSIBILIDAD

En el interior de las células del cuerpo hay partes cuya función específica es percibir los estímulos mecánicos del exterior (es decir, la contracción de las células como respuesta a las fuerzas generadas por el movimiento y la postura). Por un mecanismo denominado *mecanotransducción*, la distorsión de la forma de estas células se convierte en señales químicas que generan adaptaciones a nivel celular y de los tejidos. Imagina el mecanosensor como un globo inflado, y a continuación imagina que lo aprietas por el centro: los extremos se hinchan y sobresalen. O si estiras de los extremos, la parte central se contraerá. La distorsión del mecanosensor (el cambio estructural de la célula y el consiguiente movimiento del fluido de su interior) es un *input* mecánico: información que la célula puede utilizar para adaptarse. La forma que tenemos de adaptarnos depende de cómo nos *deformamos* —en realidad, de cómo se deforman nuestras células—. Pero la deformación de las células no es la única señal que desencadena una determinada conducta; la *frecuencia* del estímulo de la célula es tanto o más importante como la propia carga (la acción de apretar o tirar que deforma la célula). Si quieres tener un cuerpo más fuerte, debes moverte. Y punto.

Las posturas variadas creativas y cómodas son tentadoras, pero en un entorno laboral tradicional te puedes encontrar con ciertas limitaciones. No te preocupes: aceptamos que el verdadero problema es mejorar la salud de tu cuerpo respetando las normas de tu puesto de trabajo y dando soluciones acordes con la conducta laboral aceptable. Si sigues las orientaciones que te damos en este libro, en especial los marcadores de alineación, descubrirás que puedes exponer tu cuerpo a muchas cargas celulares mientras trabajas del modo tradicional, es decir, «erguido».

RINCÓN CIENTÍFICO

LA MECANOTRANSDUCCIÓN EN ACCIÓN: EL TRASERO DE OFICINA ES UN HECHO

Cuando te sientas, no solo estiras bragas, calzoncillos y pantalones; la presión de la pelvis sobre la superficie en que te sientas hace que las células que componen la carne de los glúteos se deformen. ¿Te imaginas cómo se extendería una bola de arcilla si te sentaras encima? Algo parecido ocurre en tres direcciones con las células del tejido que forma tu trasero, lo que activa una particular señal dentro de estas células a través de un proceso llamado mecanotransducción. ¿Recuerdas que te decía que la adaptación no siempre significa una mejora? Considera un poco la mecanotransducción en acción: los estudios han demostrado que la deformación sostenida de una célula grasa puede hacer que esta produzca lípidos (más grasa) a mayor velocidad. ¿Qué significa esto para ti? Significa: LEVÁNTATE.

Al-Dirini, R.M.A., Reed, M.P. y Thewlis, D. (2015), «Deformation of the gluteal soft tissues during sitting» [Deformación de los tejidos blandos de los glúteos en la posición sedente], *Clinical Biomechanics*, 22 de mayo, obtenido en: http://clinbiomech.com/article/S0268-0033(15)00144-8/abstract

Shoham, N., Gottlieb, R., Shaharabani-Yosef, O., Zaretsky, U., Benayahu, D. y Gefen, A. (2011), «Static Mechanical Stretching Accelerates Lipid Production in 3T3-L1 Adipocytes by Activating the MEK Signaling Pathway» [El Estiramiento Mecánico Estático Acelera la Producción de Lípidos en Adipocitos 3T3-L1 Activando la Vía de Señalización de la MAP quinasa], *American Journal of Physiology - Cell Physiology*, octubre.

Estarás pensando en adaptar todo tu espacio de trabajo, por lo que tengo el placer de señalarte que plantearte trabajar de pie es un buen punto de partida: coloca el teclado y la pantalla en una superficie más alta que no te obligue a sentarte en la silla. Puedes montar una mesa barata con materiales de los que seguramente ya dispones. Una posibilidad es poner el ordenador en cualquier tipo de repisa, sobre una caja bocabajo encima de la mesa, o utilizar un simple taburete de los que venden en cualquier tienda de artículos domésticos; en un instante tendrás tu espacio para poder trabajar de pie. También he visto que las estanterías y muebles adaptables que venden en tiendas económicas tienen excelentes prestaciones. Otras opciones son las mesas de arquitecto y otro mobiliario especializado que posibilita ajustar la altura (incluidas las mesas bajas, que te permiten sentarte en el suelo y ofrecen una amplia plataforma para trabajar cómodamente).

Llevo unos cinco años escribiendo y dando conferencias sobre espacios dinámicos de trabajo, y muchas personas que se han decidido por una disposición dinámica de su mesa han tenido la amabilidad de mandarme fotografías que te ayudarán a encender tu chispa creativa y te demostrarán lo fácil que puede ser ese cambio.

Te darás cuenta de que, en tu decisión de trabajar de pie, sea con medios puestos a punto a toda prisa, de fabricación propia o de última moda, la creatividad prácticamente no tiene límites.

MESAS PARA TRABAJAR DE PIE

Las mesas de pie prefabricadas son estables y seguras para su uso en oficinas, lo cual puede facilitar el cambio en el trabajo si necesitas la aprobación de tu superior o del departamento de recursos humanos. (No creo que a tus jefes les hiciera mucha gracia ver tu supermonitor de 15 kilos tambaleándose sobre el cesto de la ropa sucia que te trajiste de casa). El único inconveniente, si así se puede llamar, es que un equipo de sobremesa puede reducir las opciones cuando el cuerpo te pide que te sientes. Sí, hay momentos en que conviene sentarse. De hecho, si estás de pie todo el día, reservar unos minutos para sentarte es muy provechoso. Si tu vieja silla de oficina queda obsoleta en un espacio dinámico, considera la posibilidad de un taburete o un caballete sencillos que puedas colocar debajo de la mesa cuando no los utilices (en el CAPÍTULO 4 encontrarás ideas al respecto).

¿EXISTE EL TECLADO PERFECTO?

Si has estado escayolado un par de meses, sabrás que cuando te quitan la escayola tus tejidos se han adaptado a estar en una posición fija. La pierna o el brazo escayolados son ejemplos perfectos de postura estática, pero este fenómeno —el de los tejidos que se

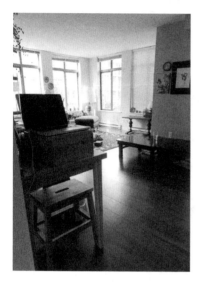

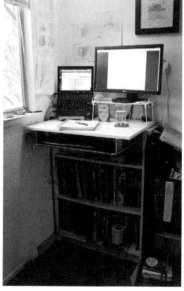

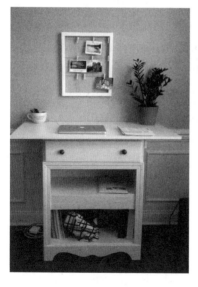

adaptan para ajustarse a la postura más habitual— se produce continuamente en grado menor. Aunque no lleves los brazos escayolados, el cuello, los hombros, los codos y las muñecas están expuestos de continuo a la misma disposición articulatoria, lo cual favorece una importante atrofia de los músculos y de los tejidos que los conectan.

Se suele culpar al teclado de forzar una mala posición de las manos, pero cualquier postura que se mantenga mucho tiempo o se repita con frecuencia provoca el mismo mal: una lesión por uso repetido. En vez de buscar el teclado que permita una «posición óptima de las manos», exclusiva y estática, busca uno que te permita diversas posturas, y úsalas.

Los teclados más modernos del mercado son más o menos extensibles. Algunos se separan en dos partes. También puedes encontrar teclados adaptables a diferentes grados de extensión de la muñeca. (¿Qué es la extensión de la muñeca? Extiende los brazos hacia delante, dejando caer las manos, al modo de los zombis. El movimiento que has de hacer para formar el ángulo entre la mano y el antebrazo se llama «extensión de la muñeca»). Te

CUANDO TRABAJAS CON EL ORDENADOR, EL CUELLO, LOS HOMBROS, LOS CODOS Y LAS MUÑECAS ESTÁN EXPUESTOS DE CONTINUO A LA MISMA DISPOSICIÓN ARTICULAR, LO CUAL FAVORECE UNA IMPORTANTE ATROFIA DE LOS MÚSCULOS Y DE LOS TEJIDOS QUE LOS CONECTAN.

UN POCO DE ANATOMÍA

¡El ganador es... la parte superior del cuerpo! Sí. Según la Administración para la Salud y Seguridad Laborales, el 33 % de todas las lesiones relacionadas con el trabajo son trastornos musculoesqueléticos. De ellos, la mayoría se produce en la parte superior del cuerpo (manos, codos, hombros y cuello).

sorprenderá saber que cualquier cambio en el teclado exige una curva de aprendizaje que a veces puede resultar frustrante. La buena noticia sobre las faltas debidas a teclear mal es que aprender nuevos programas motrices significa trabajar músculos diferentes (o los mismos, pero de otro modo). Cambiar el patrón de uso de los músculos en tareas sencillas como la de teclear implica, para la prevención de lesiones debidas al uso repetitivo, lo mismo que el ejercicio con máquinas supone para el rendimiento deportivo general.

En comparación con las piernas, la mayoría de las zonas de la parte superior del cuerpo soportan muy poco peso y están infrautilizadas (para información sobre la semejanza de esas partes del cuerpo con las aletas caídas de las orcas que viven en cautividad, puedes leer *Mueve tu ADN*). El movimiento de los hombros, más que asombroso, es asombrosamente escaso. El valor añadido del teclado ergonómico que permite separarlo en dos mitades es que, si quieres, puedes colocar las manos separadas la una de la otra a mayor distancia de la que habitualmente se ve en todas las oficinas del mundo. Para separar las manos, los huesos que componen la articulación del hombro han de cambiar de posición, lo cual es muy bueno para los músculos, los vasos sanguíneos y los nervios de esta zona. El pernicioso grado de inmovilidad que conlleva la frecuencia aún más perniciosa de movimientos muy pequeños (como el de pulsar los botones del ratón del ordenador), provoca problemas como el síndrome de compresión (bursitis del hombro y tendinitis del manguito rotador) y el de salida torácica.

RINCÓN CIENTÍFICO

Andar y mascar chicle al mismo tiempo puede ser un tanto difícil. ¿Y andar al mismo tiempo que se hacen otras cosas, por ejemplo, memorizar los correos? En un estudio, se dio a dieciocho sujetos un texto y diversos correos para que los leyeran sentados (el grupo de control) o andando sobre la cinta. Diez minutos después, se les hizo a todos una serie de preguntas sobre lo que habían leído; los que lo hicieron andando respondieron correctamente más preguntas que quienes los leyeron sentados.

Labonté-LeMoyne, É., Santhanam, R., Léger, P., Courtemanche, F., Fredette, M. y Sénécal, S. (2015), «The Delayed Effect of Treadmill Desk Usage On Recall and Attention» [El efecto retardado del uso de la mesa de trabajo con cinta incorporada sobre la memoria y la atención] , *Computers in Human Behavior*, 46, págs. 1-5.

MESAS CON CINTA DE ANDAR INCORPORADA

Si el movimiento es el rey, su castillo ha de ser un espacio de trabajo que te permita moverte y trabajar, ¿no es así? Creo que las mesas que llevan incorporada una cinta de andar reportan beneficios innegables; te permiten mantenerte en movimiento, algo muy sano para la mente, el metabolismo y el sistema circulatorio. Sin embargo, como estudiosa del movimiento natural, también creo que no se han evaluado muchas variables —posibles inconvenientes— que parecen de muy escasa importancia pero que, con el tiempo, pueden afectar profundamente a tu salud y a tu fisiología.

CINTAS DE ANDAR Y FORMA DE ANDAR

Para avanzar por este mundo, puedes empujar hacia atrás y utilizar la fuerza muscular para moverte hacia delante (piensa en el empuje hacia atrás con el remo contra el agua para mover la canoa hacia delante), o inclinarte ligeramente hacia delante, sirviéndote de la gravedad y del peso de tu cuerpo. Nuestro modo de andar natural, impulsado por reflejos, implica una compleja acción muscular en la que intervienen los músculos laterales de la cadera, los glúteos y los tendones de la parte posterior del muslo. Andar o correr de este modo mantiene el torso erguido y la columna vertebral estable, carga de forma óptima los huesos de la pelvis y la cadera (reforzándolos donde conviene reforzarlos), y mantiene cargas frecuentes sobre las rodillas y la cadera en grados que pueden soportar bien.

Seguro que adivinas lo que viene a continuación, ¿verdad?

Este empuje hacia atrás (la acción de remar) de la pierna requiere que el suelo esté fijo. La cinta del aparato de andar no lo está. De hecho, te lleva la pierna hacia donde quieras que vaya, lo cual significa que para desenvolverte sobre la cinta, debes andar de forma completamente distinta. En la cinta, el cuerpo, en vez de empujar los músculos hacia atrás, se ve forzado a ir al paso de la cinta que se mueve, lo que implica que has de ir levantando y adelantando las piernas. Puede parecer que andas igual, pero el patrón de activación muscular al andar sobre la cinta es por completo distinto del que interviene al andar sobre suelo fijo.

El modo de andar al que obliga la cinta es garantía de lesiones futuras, debidas, por una parte, a la flexión repetitiva de la cadera (un patrón de movimiento que llena la consulta del terapeuta, quien, ante determinadas lesiones y dolencias, ha de enseñar al paciente a andar de otro modo) y, por otra parte, al impacto repetido y excesivo sobre diversas partes de las piernas (tejidos de los pies, las rodillas y la cadera) que se utilizan para aguantar y amortiguar millones de *pequeñas caídas*.

Al usar la cinta, te pierdes los múltiples beneficios del andar natural (por ejemplo, unos glúteos fuertes, que ayudan a aguantar el suelo pélvico) y, además, en realidad se generan una serie de patrones que a la larga pueden contribuir a una sobrecarga de los tejidos de las rodillas, la cadera y la zona lumbar, por nombrar solo unos pocos. (Problemas propios no solo de la cinta de andar adaptada a la oficina, sino de cualquier cinta estándar. Odio tener que ser yo quien lo diga, pero esas cintas son al andar lo que McDonald's es al comer. Al ojo inexperto le pueden parecer formas de andar o comer iguales, pero las diferencias para nuestra fisiología se pueden medir a la perfección. Y, posdata, si te preguntas qué pensarán tu familia y tus amigos cada vez que les dices que lo que comen no es compatible con su maquinaria humana, la respuesta es que pensarán lo que tú piensas EN ESTE PRECISO MOMENTO. Cuesta entender que algo tan universalmente aceptado y en apariencia tan beneficioso no tenga nada de fantástico, ¿no? Pues has de entenderlo; es un asunto de trascendental importancia. Y no hay más).

Si consideramos tanto los efectos secundarios como los metabólicos, la pregunta es evidente: «¿Sigue siendo mejor andar sobre una cinta que no andar de ningún modo?». Y la verdad es que no sé cuál sería la respuesta correcta. Depende de lo que se pretenda conseguir y de los problemas de salud que uno padezca. El resultado final de la suma y resta de pros y contras depende de cada caso.

Si tienes problemas de metabolismo, entonces sí, el movimiento a lo largo de todo el día te será beneficioso. Pero si los problemas que hoy te preocupan tienen que ver con los músculos y los huesos de la cadera, la zona lumbar, el suelo pélvico o las articulaciones de las rodillas, la cinta puede agravar el asunto. Lo que queremos no es solo resolver el problema actual (el poco uso del cuerpo), sino hacerlo de forma que no dificulte en el futuro los movimientos necesarios para mantenerte saludable. Es un equilibrio muy delicado, y de ahí también la importancia de estas cuestiones.

Si has decidido incorporar una mesa con cinta de andar a tu espacio de trabajo, lo mejor que puedes hacer es no limitarte a andar sobre la cinta los kilómetros diarios que decidas (lo cual, dicho sea de paso, no está nada mal), porque es posible que esta forma de andar no favorezca la distribución muscular que el cuerpo humano necesita para un funcionamiento biológico óptimo. Esto significa que después de andar en la cinta, sigue siendo necesario hacer kilómetros sobre tierra firme.

ANDAR SOBRE UNA CINTA TIENE VENTAJAS E INCONVENIENTES, Y EL MEJOR CONSEJO ES QUE NO REDUZCAS TODO TU MOVIMIENTO A ESTE TIPO DE EJERCICIO. PARA UN FUNCIONAMIENTO ÓPTIMO DE LOS SISTEMAS BIOLÓGICOS, DEBES SALIR A ANDAR Y MOVERTE AL AIRE LIBRE.

Además, puedes dar algún paseo corto durante la jornada laboral, unos tres minutos cada media hora de las ocho que trabajas al día, con lo que todos los días andarás cuarenta y ocho minutos extra. (No sé cómo explicarte lo mucho que estos tres minutos de «sano» descanso significan, pero son extraordinariamente beneficiosos). Y mejor aún si andas durante el almuerzo y en los descansos (en el capítulo siguiente hablo de movimientos indicados para favorecer la salud de diversas partes del cuerpo).

LA LUZ Y LOS APARATOS

Para adaptarse al entorno, los ojos extienden o contraen sus músculos de modo constante. Estos músculos cambian la forma de la lente del ojo para enfocar lo que está viendo. Pero los efectos del entorno no terminan con la extensión o contracción muscular en el interior de los ojos: estos son también una puerta de acceso al cerebro. Además de ver por

RINCÓN CIENTÍFICO

Si has hecho un viaje largo en avión, es muy posible que te hayas dado cuenta de que permanecer sentado durante mucho tiempo afecta a la circulación sanguínea en las piernas. Los estudios demuestran que basta solo una hora para dificultar la circulación de la sangre por la principal arteria de las piernas (la femoral). En un período de tres horas, los sujetos que a los 30, 90 y 150 minutos daban un suave paseo de 5 minutos, mantenían el flujo correcto de la sangre por las extremidades inferiores.

Thosar, S.S., Bielko, S.L., Mather, K.J., Johnston, J.D. y Wallace, J.P. (2015), «Effect of Prolonged Sitting and Breaks in Sitting Time on Endothelial Function» [El efecto del tiempo prolongado en posición sedente y de los descansos de la misma en la función endotelial], *Medicine and Science in Sports and Exercise, 47(4)*, págs. 843-849.

el simple hecho de ver, los ojos reúnen datos sensoriales, por ejemplo, sobre la hora del día. Cuando la luz disminuye, este cambio de longitud de onda activa un ciclo hormonal que prepara el cuerpo para el descanso. Los seres humanos no tenemos que emplear energía en el mantenimiento de un órgano exclusivo cuya única finalidad sea «decir la hora». Nuestros ojos han evolucionado para cumplir también esta función. ¿Pero qué ocurre cuando eliminas del sistema biológico el catalizador biológico (la progresiva disminución de la luz)? ¿Qué pasa entonces?

Lo habitual es apagar el ordenador «de trabajo» a las cinco de la tarde, pero entonces, a las cinco y un minuto, se pone en marcha el ordenador «de jugar». Es muy probable que muchos sigáis mirando la pantalla de uno, dos o varios dispositivos hasta la hora de acostaros. Y luego os preguntáis por qué os cuesta tanto conciliar el sueño.

La melatonina, una hormona segregada por la glándula pituitaria, se encarga de regular el sueño y el ciclo reproductivo. Cualquier luz a la que estés expuesto después de la puesta del sol puede suprimir la melatonina (un dato

LA INVENCIÓN DE LA BOMBILLA INCANDESCENTE ES MUY RECIENTE EN EL TIEMPO EVOLUTIVO, POR LO QUE LOS HUMANOS NO ESTAMOS ACOSTUMBRADOS AL ESTÍMULO DE LA LUZ DIGITAL CUANDO OSCURECE. DESPUÉS DE LA PUESTA DEL SOL, CUIDA DE TU ECOSISTEMA Y RELÁJATE.

que conviene tener en cuenta, porque vivimos en una cultura de noches iluminadas), pero la luz azul (la que emiten las pantallas digitales y la mayoría de las bombillas) es especialmente estimulante.

La conciencia cada vez mayor de los efectos que la luz provoca en nuestros sistemas biológicos ha propiciado que en las oficinas se vaya generalizando el uso de bombillas y de dispositivos electrónicos que pueden modificar las variaciones de luz a las que estamos expuestos y, por lo tanto, las adaptaciones a las que estamos obligados (en el apéndice «Material de utilidad» encontrarás artículos diseñados para cumplir esta función). Y no olvidemos que siempre podemos decidir eliminar o reducir el tiempo de exposición a la luz artificial, imponiendo la natural en nuestro despacho (es decir, colocando la mesa junto a la ventana) y apagando los dispositivos o, al menos, procurando utilizarlos menos (y exponernos menos a la luz de sus pantallas) después de la puesta del sol. Te darás cuenta de que con solo apagar ese dispositivo tuyo un par de horas al día obtienes muchos beneficios, por ejemplo, evitar tanto un tipo perjudicial de luz como las posturas «de orde-nador», y disponer de más tiempo para moverte. Una vez más, las soluciones a los problemas relacio-nados con la oficina hay que buscarlas no tanto en el trabajo en sí como en nuestra relación cotidiana con la tecnología.

LA NOCHE ILUMINADA

«El paso natural de la luz a la oscuridad influye en la biología y en la conducta de muchos organismos. ¿Qué ocurre cuando los humanos introducen luz en la oscuridad?». Michael Salmon

En cierta ocasión, colaboré con un grupo de biólogos en la península de Yucatán. El objetivo era ayudar a las crías recién nacidas de las tortugas marinas a meterse en el mar. Por la noche, sacan la cabeza de sus conchas y comienzan a andar hacia el mar –que reconocen por sus destellos o por el reflejo de la luna–, se adentran en el agua y prosiguen su camino. Como puedes imaginar, es un proceso que no necesita de la intervención humana. ¿Qué hacíamos, pues, allí?

Si has estado alguna vez en la franja de Cancún, es muy posible que te hayas dado cuenta de la barrera de incontables hoteles alineados en las playas, esas playas en las que, precisamente, las tortugas construyen los nidos para sus crías. Por desgracia, los hoteles llevan consigo la iluminación, un problema de especial gravedad para las crías de tortuga, que están programadas para «encontrar el mar» guiándose por la luz que el agua refleja. Por la noche, en las zonas iluminadas, se vio que las pequeñas crías andaban en círculo, confundidas por esas fuentes de luz no naturales; algunas morían debido al exceso de exposición, y otras, en las piscinas cloradas de los hoteles.

Olvidamos que, al igual que las tortugas, los humanos somos animales con determinados requerimientos para un óptimo funcionamiento biológico. Se sabe que una vez que el sol se ha puesto, la presencia de luz artificial afecta a los patrones del sueño, a los de fertilidad y a otros muchos comportamientos biológicos.

Convivimos con las bombillas desde el siglo wwww y su uso se ha generalizado desde hace poco más de cien años, circunstancia que, en términos comparativos, hace de la «noche iluminada» un hábito adquirido hace *dos segundos*. Como todos los animales, no estamos acostumbrados en modo alguno al estímulo de la luz digital en la oscuridad. Si tienes problemas relacionados con la melatonina, te aconsejo encarecidamente que revises tu relación con el tipo de luz que recibes en tu particular ecosistema.

LA BARRA FIJA

Debo admitir que me encantan las barras. Tengo la suerte de tener montadas algunas en el despacho de mi casa, y tenerlas en la oficina es tan sencillo como conseguir una barra extensible que puedas colocar en el marco de cualquier puerta cuando la necesites. Has de tener las piernas suficientemente fuertes como para colgar el peso de tu cuerpo, y lo mismo ocurre con tus brazos. Esto no significa que, para estar en forma, tengas que hacer series de flexiones sin parar. Colgarte de la barra con apoyo (sin que los pies se separen del todo del suelo) te remodela al instante el cuerpo proporcionándote un montón de cargas que tus células no experimentan cuando permaneces sentado en la oficina.

Una barra fija no es algo habitual en una oficina, desde luego, pero eso no significa que no deba serlo. Es verdad que, al principio, puede dar la impresión de que es una excusa para holgazanear, pero te aseguro que si instalas una, tu despacho será el punto de mayor concurrencia para quienes necesiten un descanso y una dosis de oxígeno.

RINCÓN CIENTÍFICO

Deberíamos estar más enterados de los problemas de salud en los que interviene la luz. Por desgracia, entre los múltiples factores medioambientales importantes que requieren más estudios, la iluminación de noche ocupa un puesto muy bajo en la lista, y las investigaciones avanzan mucho más despacio de lo que sería deseable. Para una visión muy general de «en qué punto está la ciencia» respecto a este asunto, te propongo que leas este artículo de Ron Chepesiuk: «La añoranza de la oscuridad: efectos de la contaminación lumínica en la salud».

Chepesiuk, R. (2009), «Missing the Dark: Health Effects of Light Pollution» [Perdiendo la oscuridad: Efectos de la contaminación lumínica sobre la salud], *Environmental Health Perspectives, 117(1)*, págs. A20-A27.

¿Y si ya te pasas el día de pie?

Si eres masajista o cocinero, o tienes cualquiera de los cientos de trabajos que obligan a estar de pie todo el día, este libro también es para ti. Recuerda que el verdadero problema no es estar sentado; es estarlo siempre. Estar de pie todo el día, o moverte siguiendo siempre idénticos patrones, puede provocarte dolores (señal de algún tipo de trastorno físico) similares a los del típico habitante de una oficina. En vez de centrarte en adaptar tu lugar de trabajo, piensa en

UN POCO DE ANATOMÍA

La exposición a la luz se puede dividir en tres categorías en función de la duración (el tiempo que estás expuesto), la cantidad (la intensidad o concentración a la que estás expuesto) y la calidad (la longitud de onda o el «color» que llega a la superficie del ojo). La luz azul y la amarilla son ejemplos de esta última categoría.

aplicar puntos de alineación, hacer ejercicios correctivos y utilizar un calzado mínimamente adecuado[1] (como se explica en las páginas 87-88). También puedes usar más el suelo en vez de la silla. Sentarte en el suelo en lugar de en la silla te obligará a un uso no habitual de las articulaciones y los músculos de los tobillos, las rodillas, la cadera y el torso, y mejorará tu estado general de salud. Si repasas tu actividad a lo largo del día, verás que aunque trabajes mucho tiempo de pie, es posible que estés sentado más tiempo del que crees.

COLGARTE DE LA BARRA CON APOYO TE REMODELA AL INSTANTE EL CUERPO DE MODO QUE TE APORTA GRAN CANTIDAD DE CARGAS QUE NO EXPERIMENTAS MIENTRAS PERMANECES SENTADO EN LA OFICINA.

ESPACIOS DE TRABAJO ADAPTABLES

El mejor espacio de trabajo es el que te ofrece muchas opciones (bueno, ¿qué te parecen dos como

---

[1] Partiendo de la premisa de que el diseño de nuestros pies es naturalmente perfecto, todo lo que lo modifique puede resultar perjudicial. Lo que hoy se conoce como «calzado minimalista» es un tipo de calzado que busca proteger el pie sin dejar de preservar este diseño natural (es decir, sin talón elevado ni amortiguación excesiva ni refuerzos). Muchas marcas deportivas están lanzando zapatillas minimalistas teniendo en cuenta estos argumentos.

mínimo?) Si hay algo referente a la salud en lo que los especialistas coinciden, es en que debemos movernos más. Aunque tu idea de «moverte más» sea tan solo cambiar de posición estática varias veces al día y moverte mucho en los breves descansos entre las distintas posiciones, es muchísimo mejor que si estás en la misma posición hora tras hora.

En última instancia, lo más útil es imaginar siempre cualquier espacio de trabajo como algo adaptable (aunque sea el anodino cubículo estándar —que te obliga a estar sentado— en el que llevas trabajando los últimos diez años); el simple hecho de cambiar la forma de sentarte puede redundar en beneficio de tu salud. Evidentemente, quiero que estés menos tiempo sentado, pero también quiero que te animes, poco a poco, a ir más allá. Las cosas que podemos hacer para sentirnos mejor son tantísimas que nos pueden abrumar y paralizar: creemos que si no lo hacemos todo a la vez y perfecto, estamos retrocediendo. Por esto te digo que el simple ajuste de una parte del cuerpo (como enseguida vas a ver) puede cambiar la situación de forma radical.

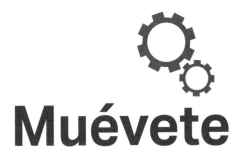

Muévete

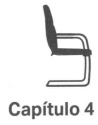

Capítulo 4

SIÉNTATE BIEN

SUPONGAMOS, PUES, QUE no has terminado de leer este libro y no tienes dinero siquiera para comprar el mobiliario de trabajo más económico que te permita trabajar de pie (un cajón puesto cabeza abajo encima de la mesa). Pese a todo ¿puedes cambiar algo ahora mismo para mejorar la salud? La respuesta es sí.

Si no conociste los años veinte del siglo pasado, es posible que te hayas perdido la progresión del mobiliario. Aquellos sillones de espalda alta y rígida y asiento duro han dado paso hoy a los supermullidos, y los asientos rígidos de los coches, a los envolventes. Supongo que el diseño ha avanzado en nombre del confort, el lujo y el «progreso» tecnológico, pero nuestro cuerpo se adapta a la forma del mueble que más usamos y a la vez buscamos muebles cuya forma nos resulte cómoda, es decir, se adapte a nuestro cuerpo. Y así generamos un bucle destructivo en el que el progreso influye en el cuerpo y este influye en el progreso.

Nuestros abuelos andaban mucho más que nosotros mientras trabajaban y seguramente nosotros lo habremos hecho mucho más que la siguiente generación, que desde su nacimiento convive con las pantallas táctiles y los ordenadores. De la misma forma que una señora de setenta años que ha andado toda la vida con zapato de tacón alto no puede ir descalza si no quiere que se le rompan sus acortados tendones de Aquiles, tampoco la mayoría de nosotros podemos estar sentados durante mucho rato en una silla de espalda recta sin enseguida sentirnos incómodos. Nuestro cuerpo ha adoptado una forma no natural que hace que el encorvamiento parezca natural.

Estar sentado con la pelvis hundida ejerce sobre el sacro (el hueso triangular que se encuentra en la base de la espina dorsal) una presión constante que afecta negativamente al buen estado de la pelvis, el suelo

pélvico (los músculos que cierran la cavidad abdominal, sujetan la parte inferior de la pelvis y forman,
en esencia, la base de todo el torso) y la columna
vertebral. Ajustar la pelvis cambia de inmediato el
entorno mecánico de la articulación sacroilíaca, la
pelvis y la espina lumbar. A corto plazo, este ajuste

ADICTOS AL COCHE

Tanto si vas a la oficina en coche como si este es tu oficina, puedes
conseguir que los viajes le sienten mejor a tu cuerpo rellenando de
algún modo el asiento y ajustando tu forma de sentarte.

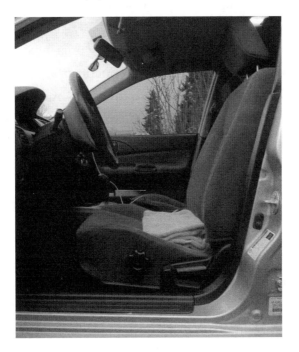

puede reducir el dolor de espalda o de coxis y, a largo plazo, mejorar las funciones de la pelvis, incluidas las más placenteras.

Para hacer ajustes sin crear patrones inadecuados de tensión muscular, debes disponer de una silla con inclinación cero, es decir, con la superficie de asiento completamente horizontal. Los asientos con la parte posterior más baja te obligan a arquear la espalda para conseguir este ajuste de la pelvis. Vamos a empezar nuestros ajustes buscando una silla completamente plana (las de cocina lo suelen ser) o llenando el asiento del coche con una toalla enrollada para formar una superficie horizontal homogénea (véase la imagen siguiente).

Para empezar, siéntate lo más cerca posible del borde de la silla; de este modo puedes rodar la pelvis hacia delante. Cuando digo «delante» me refiero a que la cresta ilíaca —lo que normalmente se conoce como los huesos de la cadera— debe avanzar hacia las rodillas, un cambio que si se hace bien, levanta el coxis de la silla.

Si tienes el cuerpo tenso, es posible que tengas menos movilidad en las articulaciones de la cadera. Para adelantarlo mejor, siéntate sobre una toalla de baño enrollada.

Una toalla o cualquier otro sistema de «relleno» generarán una curvatura que te ayudará a mantener esa posición adelantada de la pelvis. Es, además, una

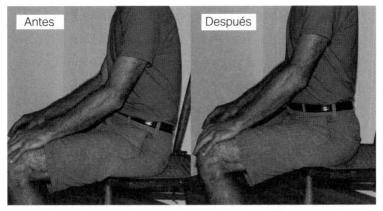

Antes y después de la alineación pélvica

forma estupenda de evitar la nada recomendable postura de encorvamiento lumbar (el movimiento hacia atrás de la parte superior de la pelvis); con este simple elemento, dispondrás durante todo el día de una alarma que te avisará en cuanto empieces a encorvarte.

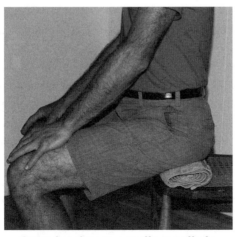

Sentado sobre una toalla enrollada

EL BALÓN TERAPÉUTICO O FISIOLÓGICO

Muchas personas han pasado de la silla al balón terapéutico o de estabilidad. Es un cambio que reporta muchos beneficios, porque la menor estabilidad puede favorecer el trabajo abdominal y el continuo movimiento (pequeños ajustes para mantener el equilibrio). Sin embargo, aunque te sientes en un balón, sigues estando sentado, y hacerlo en un balón no te obliga de ningún modo a utilizar la parte central del torso; puedes seguir sentado cómodamente. Para rentabilizar el balón, incorpora el mismo movimiento antiacurrucamiento (sí, en el balón es un poco más fácil) a lo largo del día, y procura que la cadera no esté más cerca del suelo de lo que lo están las rodillas.

RINCÓN CIENTÍFICO

Si quieres saber si simplemente por usar el balón terapéutico ya estás haciendo más ejercicio, fíjate en las calorías que quemas. Sea porque el balón no tiene respaldo en el que puedas apoyarte (con lo que los músculos estabilizadores trabajan de forma natural) o porque se mueve, en un estudio se descubrió que los sujetos que se sentaban en un balón terapéutico quemaban unas cuatro calorías más a la hora que los que se sentaban en una silla. Ya sé que cuatro calorías a la hora no parecen gran cosa, pero si lo cuentas en años, estas cuatro calorías diarias equivalen a casi un kilo y medio al año.

Beers, E.A., Roemmich, J.N., Epstein, L.H. et al. (2008), «Increasing Passive Energy Expenditure During Clerical Work» [Aumento del gasto de energía pasiva durante el trabajo administrativo], *European Journal of Applied Physiology, 103(3)*, págs. 353-360.

EN BUSCA DE LA SILLA PERFECTA

Muchos me piden que los aconseje sobre la mejor silla para la oficina, una solicitud que no puedo atender debidamente. Lo que hace que una silla sea buena es la frecuencia con que decidas no usarla. La mayoría de los problemas de estar sentado están relacionados con la inmovilidad continuada, no con la propia postura. Dicho esto, mucha gente busca una silla en la que posar cómodamente su_____ (llénese el espacio). Te sugiero que centres tus esfuerzos y el dinero que te vayas a gastar en mejorar tu salud musculoesquelética mediante ejercicios correctivos de la alineación, y no en un dispositivo que te alivie la incomodidad que suponen unos tejidos débiles. La incomodidad es la forma que tiene la naturaleza de hacerte saber que algo va mal. Y, una vez más, lo que te hace daño no es necesariamente la forma de sentarte (aunque, sí, puede provocarte problemas), sino los largos períodos que te pasas sentado.

OLVÍDATE DE LA SILLA Y PIENSA EN EL ASIENTO

¿Qué es exactamente una silla? Si la silla de mi cocina (cuatro patas, respaldo rígido y asiento duro) y mi sillón reclinable La-Z-boy (básicamente, una almohada para el cuerpo entero metida en un armazón) pertenecen a la misma categoría, es posible que la palabra «silla» no sea la más ajustada. Tal vez una palabra mejor, teniendo en cuenta las múltiples opciones que hoy existen, sea «asiento». Cualquier cosa en la que puedas posar el trasero es un asiento. Y si puedes andar o estar de pie en una serie infinita de posiciones, del mismo modo puedes tomar asiento en diferentes posturas.

En tu progresivo abandono de la silla de oficina tradicional, te darás cuenta de que sigues deseando y necesitando sentarte en algo. ¿No hay más opción que la silla? De ninguna manera. Piensa en alguna alternativa a sentarse-en-una-silla que, permitiendo que te sientes, te ofrezca una experiencia geométrica diferente. El taburete alto (o bajo) y el caballete –básicamente, dispositivo de una sola pata en el que te puedes apoyar y con un asiento sobre el que puedes descansar– son aparatos estupendos y sencillos que puedes tener junto a la mesa para usarlos en caso de necesidad.

LO QUE HACE QUE UNA SILLA SEA BUENA ES LA FRECUENCIA CON QUE DECIDAS NO USARLA. EMPLEA TUS ESFUERZOS EN MEJORAR TU SALUD MUSCULOESQUELÉTICA, NO EN UN DISPOSITIVO QUE TE ALIVIE LA INCOMODIDAD QUE SUPONEN UNOS TEJIDOS DÉBILES.

¿TRABAJAR EN CUCLILLAS?

Me preguntaron una vez por Facebook si trabajar en cuclillas es genial o ridículo. Quizás un poco de todo. Si puedes aguantar en cuclillas sin que los pies se te duerman, estupendo. Pero estar así mucho tiempo (como es toda una jornada laboral) es tan antinatural como estar sentado o de pie todo el día. ¿Ponerse en cuclillas durante breves descansos a lo largo de la jornada? Buena idea. Un secreto: tengo un orinal y una aplicación de Twitter en el iPhone y no me asusta usar ambos al mismo tiempo. Francamente –y creo que he dejado claro que me gusta decir las cosas tal como son–, uno de mis sistemas para reducir el tiempo de trabajo (tengo hijos pequeños) es aprovechar esos descansos en mi oficina-WC para realizar pequeñas tareas como reenviar correos y mandar notas a mis empleados mientras estoy *ahí en cuclillas*; así me ahorro mucho tiempo de estar sentada o de pie enfrente del ordenador, sin retrasar el trabajo, con lo que gano en tiempo libre. (*Nota*: Si aprovechas esos momentos de intimidad para entretenerte con videojuegos, en realidad no haces nada que sea bueno para el cuerpo y estás perdiendo tiempo de trabajo y, por ende, tiempo libre para disfrutarlo luego lejos de la oficina. Si este es tu caso, lee el recuadro de la página 28 y mi recomendación de utilizar el baño para descansar de las pantallas).

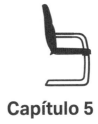

Capítulo 5

ESTAR DE PIE
EN POSICIÓN CORRECTA

SEA QUE ESTÉS de pie frente a una mesa alta trabajando o en una de las muchas colas que vas a guardar
este año, puedes practicar esta posición de modo
que utilices más y mejor los músculos. El cuerpo es
una máquina de ajustes. Se adapta bien cambiando
su estructura celular para poder reducir el gasto
de energía necesaria para realizar una determinada
tarea. A muchas personas, estar de pie les resulta
una actividad pasiva. Con empujones e inclinaciones
disponen el esqueleto de modo que las tensiones en
reposo de los tejidos conectivos puedan aguantar

el peso del cuerpo. Y es lógico, porque ¿quién iba a querer emplear toda esa energía en estar de pie? Pero las adaptaciones tienen su quid: no sirven necesariamente para la mejora prolongada del cuerpo, sino solo para su bienestar a corto plazo, lo cual significa que los cambios que te permiten estar de pie *sin* forzar los músculos pueden dañar los tejidos conectivos, y las zonas que en otra postura servirían de apoyo para el cuerpo poco a poco pierden su función. Y esto implica que para mantenerte en pie, adelantas la pelvis, movimiento con el que los cuádriceps y el psoas (un músculo largo que se encuentra entre la espina dorsal, justo por debajo de las costillas, y la parte superior del muslo —a ambos lados del cuerpo—, pegado en todo su recorrido a todas las vértebras lumbares y a los discos de la columna) también cumplen la función de no forzar los glúteos ni los músculos centrales.

Además, si estás de pie mucho tiempo en un mismo sitio —entre seis y ocho horas al día—, estas posturas pasivas pueden causar lesiones a largo plazo a las estructuras que no se adaptan bien. Con el ejercicio adecuado, puedes hacer que los huesos y los músculos se recuperen. ¿Y los ligamentos? No tanto. Todo este movimiento de empujar las costillas (véase más adelante) puede estirar en exceso los ligamentos intervertebrales, y toda esta tensión de los cuádriceps puede debilitar áreas de la rodilla.

A continuación tienes una lista de verificación de ocho puntos que te ayudará a estar de pie de manera correcta, es decir, a utilizar mayor fuerza muscular para mantenerte en el sitio y para disminuir el peso que han de aguantar el arco de los pies, los ligamentos de la rodilla y la zona lumbar, un peso que a la larga puede provocar diversas lesiones.

Si sigues estos pasos, podrás verificar y reorganizar los indicadores de alineación que garantizan un mejor uso del cuerpo mientras trabajas de pie.

PASO 1: PIES HACIA DELANTE

Alinea los lados exteriores de los pies tomando como referencia un libro o el extremo de la colchoneta. (En

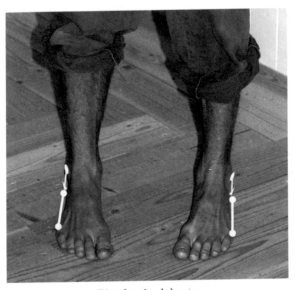

Pies hacia delante

realidad, no alineas el extremo exterior de cada pie, sino los dos puntos que se muestran en la imagen: uno se localiza trazando una línea vertical imaginaria desde el extremo lateral del hueso del tobillo hasta el suelo y el segundo se encuentra en la parte más lateral del hueso del pie, antes del inicio del dedo meñique. Es normal que, al estar alineados, los pies parezcan estar curvados hacia dentro. Nos ocurre a la mayoría).

¿Por qué? Al estar de pie sin moverte, la postura optimiza el apalancamiento de los músculos del arco de los pies y de la cadera. Más adelante, en el paso 6, aprenderás a rotar los muslos, y no podrás hacerlo si no tienes los pies en posición neutra. Si vas a estar de pie mucho tiempo, te conviene activar los músculos en que te apoyas.

Las piernas se pueden arquear por muy diversas causas: demasiado tiempo sentado y demasiado tiempo calzado durante la etapa de crecimiento, así como la preferencia aprendida (todos esos años de práctica de la postura «correcta» en el *ballet* o en algunos deportes), que fuerza determinados patrones a la hora de caminar, y que a su vez consolidan esa postura corporal. Los huesos y los músculos se han ido adaptando a lo largo de los años a esa distribución de la carga, por esto te parece raro estar de pie con los pies alineados. Pero alinéalos.

PASO 2: SEPARA LOS PIES HASTA EL ANCHO DE LA PELVIS

Alinea los tobillos con los extremos de la pelvis. Las protuberancias a la derecha y a la izquierda de la pelvis (lo que conocemos como los huesos de la cadera) deben estar exactamente encima del centro de los tobillos.

¿Por qué? Si juntas (más probable si eres mujer) o separas (más probable si eres hombre) los pies más de lo debido, sometes las rodillas a una carga relacionada

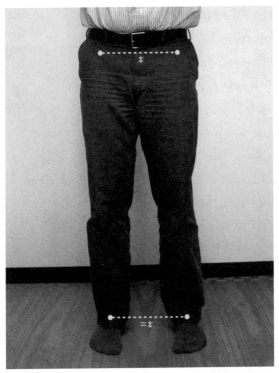

Tobillos alineados con los extremos de la pelvis

directamente con la degeneración de la articulación. Con los tobillos separados como es debido, los músculos implicados en la postura pueden realizar óptimamente su trabajo y tu cuerpo no tendrá que recurrir a estructuras pasivas como los ligamentos. Además, para caminar con una mejor alineación, los pies deben estar separados el ancho de la pelvis para conseguir un mejor empuje tanto de la cadera lateral como de los músculos de las nalgas (hablamos de ellos en el apartado sobre cintas de andar).

PASO 3: PIERNAS EN VERTICAL

La pelvis (donde está el centro de masas cuando estás de pie) ha de estar alineada con los talones, no con los dedos de los pies. Si te miras de lado (de perfil), las articulaciones de la cadera, la rodilla y el tobillo deben estar en línea vertical.

¿Por qué? Para empezar, los tejidos blandos de la parte central del pie (¡bienvenida, fascia plantar!) no aguantan tu peso tan bien como el enorme hueso del talón. Pero, además, si al

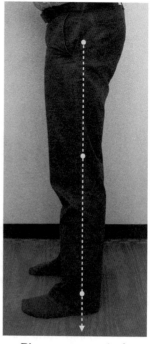

Piernas en vertical

estar de pie colocas la pelvis por delante de los pies, sometes a los cuádriceps y al psoas a un peso innecesario, lo cual, a su vez, provoca trastornos en las rodillas. Y todo el peso que cargas sobre la parte delantera del cuerpo dejas de cargarlo sobre la parte posterior. Si te preguntas qué ha pasado con los músculos de tu trasero, comprueba cuánto tiempo pasas con la pelvis adelantada. Démosle trabajo a nuestras posaderas y así podremos olvidarnos del «trasero de oficina», ¿de acuerdo?

PASO 4: PELVIS EN POSICIÓN NEUTRA

En la pelvis se encuentran las espinas ilíacas anteriores superiores (EISA), que son las proyecciones óseas anteriores (delanteras) y superiores (de arriba) más prominentes a la derecha y a la izquierda de la pelvis. La sínfisis púbica (SP) es la articulación en que convergen los dos huesos de la cadera.

Alinea verticalmente las EISA y la SP. ¿Por qué? Porque la pelvis prepara el terreno para la espina dorsal. De la misma forma que el vaso no puede estar «recto» en una mesa inclinada, tu columna no se puede asentar de la mejor forma, en relación con la fuerza de la gravedad, si la pelvis no deja que lo haga. La alineación de la pelvis es sumamente importante si estás de pie todo el día porque de ella depende la integridad de tu espina dorsal (vértebras, discos y ligamentos espinales). La inclinación de la

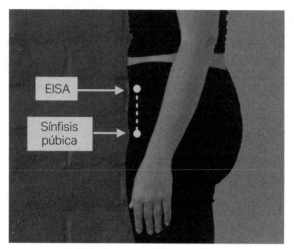

Pelvis en posición neutra

pelvis también afecta a los músculos unidos a ella. Cuando estás de pie cobran especial importancia los músculos del abdomen. Para optimizar su capacidad de generar fuerza es fundamental que se mantengan estirados.

Breve explicación: El músculo está constituido por unas unidades anatómicas diminutas llamadas sarcómeros. Si el músculo se mueve, es debido a que determinadas zonas de estos sarcómeros se solapan capacitándolo para contraerse o alargarse. Tu postura habitual cambia el grado de solapamiento, o no solapamiento, de estos sarcómeros, y tal circunstancia cambia el apalancamiento entre las partes del sarcómero y, con ello, dentro del propio músculo. Una vez más, para una exposición más detallada, lee *Mueve tu ADN* (Sirio, 2018).

El retraimiento excesivo de la pelvis (o el excesivo adelantamiento, que también es un problema) reduce el apalancamiento intramuscular y, por consiguiente, la estabilidad de la columna cuando se mantiene una misma postura durante mucho tiempo. Naturalmente, a lo largo del día necesitarás mover la pelvis (y, para el caso, todo el cuerpo) pero, en general, cuando estás quieto, mantener la pelvis en posición neutra significa que permites que la parte inferior de la espalda mantenga la curva adecuada para tu estatura (siempre que sigas el paso 5), y esto se traduce en menos dolor de espalda.

PASO 5: COSTILLAS HACIA ABAJO

Después de alinear la pelvis, coloca las manos en la cintura. A continuación, súbelas de modo que te rodeen la caja torácica. Con cada mano, busca la parte inferior de las costillas de la parte delantera del cuerpo, y baja estas protrusiones hasta que la parte frontal de la costilla más baja esté alineada verticalmente con la parte frontal de la pelvis. Las costillas deben hundirse en la masa abdominal.

¿Por qué? La columna vertebral está conectada a las costillas. Al sacar y/o subir el pecho, haces que se mueva la columna. Y esto quiere decir que no puedes tener la columna en posición neutra sin antes tener la caja torácica también en esa posición. Cuando levantas y sacas el pecho (ya sé que es lo que suele aconsejarse, aunque de manera errónea, como clave para adoptar una postura presuntamente correcta), en realidad estás forzando algunas vértebras de la espalda inferior y obligando a las cervicales a ajustarse también de forma no natural. Al bajar las costillas, también ajustas la longitud de las fibras del diafragma. Este indicador de alineación en particular desvela algunas verdades incómodas sobre la curva real de la espina dorsal, en especial la espalda superior demasiado curvada que casi todos enmascaramos con el constante empuje de las costillas. No te inquietes. Si te quitas la máscara, queda al descubierto dónde hay que centrar el estiramiento y, al instante, se alivian cargas indeseables sobre la

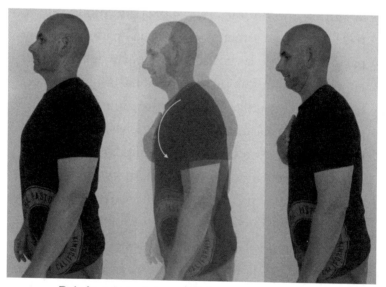

Baja la caja torácica y déjala en posición neutra

columna. Aunque tu postura (lo que se ve) no parece tan buena con las costillas bajadas, la alineación que con ello consigues (el funcionamiento) es mejor para el ajuste. Ya conoces esos primeros momentos de una actividad nueva, tal vez la de correr, agobiado y acalorado, como si tuvieras las piernas y los brazos torcidos. Pero con el debido entrenamiento, llegaron las adaptaciones y enseguida hacías esa misma actividad, aunque con mucho mejor aspecto. Los ajustes posturales también funcionan así. A medida que vas adoptando nuevas posturas, todos tus músculos, de la cabeza a los pies, empiezan a aguantarte de forma sutil pero constante. Poco a poco adquieres mayor masa muscular específica para generar las fuerzas necesarias para mantener el cuerpo en posición más simétrica (*léase*: equilibrada), y así, al final, poder relajarte y mantenerte en una postura saludable.

PASO 6: CORVAS EN POSICIÓN NEUTRA

Colócate de pie con las piernas desnudas, los pies rectos y con un espejo a la espalda; gírate, observa la parte posterior de las rodillas y verás cuatro líneas (dos en cada pierna) que marcan los tendones de los músculos de la corva. Lo ideal es que, con los pies rectos, las cuatro estén perfectamente alineadas.

Esto significa que la mejor forma de girar los tobillos y las rodillas es en el sentido en que andas, que suele ser hacia delante. Desafortunadamente, en

la mayoría de los casos, estos tendones de la corva
no están alineados (por razones parecidas a las que
hacen que los pies tiendan a abrirse con el tiempo).
Para ponerlos en vereda, la mayoría de las personas
tienen que rotar exteriormente (girar la parte frontal
de los muslos de modo que se alejen uno de otro).
Observa el espejo, y gira hasta que las cuatro líneas
estén en posición neutra. Lo más probable es que las
dos piernas no giren con la misma intensidad. Los
pies raramente están en posición simétrica, por lo
que la corrección tampoco lo será. Cuando empiezas
por primera vez a alinear los pies y luego las rodillas, es casi imposible mantener las plantas pegadas

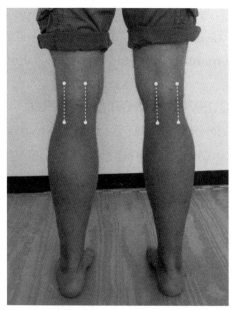

Corvas en posición neutra

al suelo. Lo ideal sería que los pies tuvieran mucha más movilidad, pero el calzado ha provocado que todas las articulaciones del pie medio se amontonen. Por este motivo, la esterilla de guijarros, de la que voy a hablar enseguida, puede ser de gran ayuda para todo el cuerpo. De momento, al rotar los muslos, no fuerces los pies para que se mantengan pegados al suelo. Deja que los bordes suban un poco. Con los ejercicios de movilidad, poco a poco se acabarán manteniendo de forma natural.

¿Por qué haces esto? Como explicaré más adelante, cuando permanecemos mucho tiempo de pie, las lesiones en la zona de la pantorrilla son habituales. La posición que yo llamo de «tobillo retorcido» se produce con la rotación interna de ambos muslos, arrastrando en ese movimiento al tobillo. Los vasos sanguíneos del interior de las piernas dependen del esfuerzo activo de los músculos por mantener la disposición y la flexibilidad de las arterias y las venas. Una mala postura del pie no solo afecta de forma negativa al sistema musculoesquelético, sino que impone una carga excesiva al sistema cardiovascular del interior de los músculos implicados. La situación de la pierna es especialmente peligrosa porque ha de aguantar todo tu peso durante todo el día. Lo menos que puedes hacer es contribuir de modo consciente al mantenimiento de la alineación y la simetría durante todo el tiempo que estés en esta postura.

PASO 7: LIBERAR LA RÓTULA

La posición de la rótula no es fija, y está sometida a la tensión que generen los músculos del muslo. La posición erguida equilibrada (es decir, la que favorece que todos los músculos participen) no requiere una tensión constante en la parte frontal del muslo. Por esta razón, si la rótula está trabada en una posición de «tirón hacia arriba», los cuádriceps han de trabajar demasiado. Libérala y déjala caer desplazando el peso hacia los talones (que, de cualquier forma, son los que deben aguantarlo), y con ello desactiva el movimiento de sujeción de los cuádriceps.

¿Por qué? La rigidez en las rodillas somete al cuerpo a cambios en el flujo sanguíneo, sea por hiperextensión (cuando la articulación de la rodilla queda

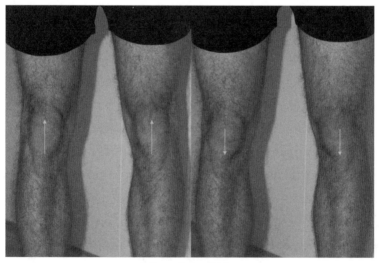

Libera las rótulas

detrás de la línea vertical que va de la cadera al tobillo) o por una tensión constante de los cuádriceps. La rigidez reduce el flujo sanguíneo. Si, en nombre de la buena salud, te propones estar más tiempo de pie durante el día, para que redunde en el bienestar de todo el cuerpo, debes asegurarte de que la postura que adoptas estando de pie sea correcta.

PASO 8: CABEZA ERGUIDA

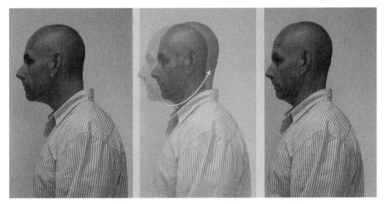

Yergue y alinea la cabeza

Una vez colocada la caja torácica en posición neutra, echa la cabeza hacia atrás hasta que las orejas queden justo encima de los hombros. Para situarte en esta postura, no levantes la cabeza desde la barbilla, ni bajes el pecho (*léase*: la caja torácica). Ambos movimientos cargan todo el esfuerzo alrededor de una *única* articulación en bisagra del cuello o la espalda, y eso no es bueno. Es mejor que levantes la cabeza con un movimiento generado por la eficaz interacción de *varias* articulaciones. Cuando te propones ajustar la curvatura de la columna vertebral —cualquier punto situado entre la cabeza y la pelvis—, conviene recordar que sea cual sea la curvatura que adoptemos será el resultado de la acción conjunta de muchos elementos anatómicos. Al erguir la cabeza obtienes un doble beneficio. Te ayuda a recuperar la curva neutra del cuello y te reduce la curvatura excesiva de la parte superior de la espalda (con lo que respiras mejor, cargas mejor la espalda y disminuyes el esfuerzo de los hombros), un problema que quizás hayas descubierto al alinear correctamente las costillas.

RINCÓN CIENTÍFICO

El peso de la cabeza es independiente de la posición en que esté, pero el punto en que se apoya influye en el grado en que su peso deforma las estructuras que conecta. Cuanto más adelantada está la cabeza respecto a la columna, y cuanto más se incline hacia delante (piensa en la posición en que la colocas para leer la pantalla del móvil o, efectivamente, este libro) más peso ha de soportar la parte superior de la espina dorsal. ¡Levanta la cabeza! (para un ajuste sencillo de la posición de la cabeza, véase la página 85).

Hansraj, K.K. (2014), «Assesment of Stress in the Cervical Spine Caused by Posture and the Position of the Head» [Evaluación del estrés en la columna cervical causado por la postura y la posición de la cabeza], *Surgical Technology International, 25*, págs. 277-279.

TODO EL DÍA DE PIE Y CON ZAPATOS

Una vez explicados todos los indicadores objetivos que te aseguran que estás en posición neutra, escucha esto: *No hay forma de estar en posición neutra si llevas zapatos con tacón.* Y por tacón me refiero a cualquier tipo de calzado con un tacón que eleve el talón por encima de la altura de los dedos del pie.

Muchos asocian la palabra «tacón» con un zapato de vestir de mujer, pero casi todos los zapatos, incluidos los de caballero y las zapatillas de deporte, llevan una elevación posterior de moderada a importante. El tacón alto de muchos zapatos desalinea muchas articulaciones (con lo que se reducen las opciones de movimiento) y, además, aleja el centro

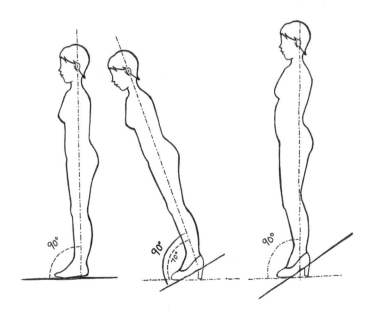

de masas de los talones (donde debería estar) para llevarlo al metatarso. Esto significa que la carga sobre los tejidos provocada por los zapatos impedirá que obtengas muchos de los beneficios de estar de pie y de los ejercicios que hagas.

El problema del calzado con tacón alto es que para llevarlo, los huesos y los músculos han de abandonar la posición neutra. A quien desconozca los principios de la biomecánica podrá parecerle que alguien está de pie en posición correcta, pero si se observa la postura con más detenimiento, se ve que cuando se llevan zapatos de tacón alto, muchos ejes del cuerpo se ajustan y se «desactivan».

No estoy hablando aquí de los zapatos de tacón de aguja, sino de cualquiera que esté medianamente elevado, como las típicas zapatillas de deporte o los zapatos de vestir de caballero (parecidos a los que se representan en la ilustración de la izquierda).

Si para el trabajo llevas zapato de tacón alto, el tiempo que estás sentado probablemente te haya ahorrado problemas con los pies. Así que antes de dejar la silla y llevar el

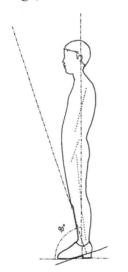

Hombre con calzado
de tacón bajo

teclado a la altura que te obliga estar de pie con ese tipo de calzado, detente un momento a considerar el tema de los zapatos y elabora un plan para mitigar el daño provocado por estar de pie con zapatos de tacón.

Los tacones llevan el centro de masas y el centro de presión (CP) de la parte posterior del pie a la parte frontal, donde las delicadas estructuras de los huesos, tendones y ligamentos sencillamente no están preparadas para adaptarse a esta carga no natural. Con este adelantamiento del CP, la lesión es cuestión de tiempo. Si alguna vez te has fijado en

UN POCO DE ANATOMÍA

Nada me avergüenza más que la imagen de un lugar de trabajo con una mujer subida a unos tacones de aguja. De verdad. Los médicos ni siquiera aprueban este tipo de zapatos para caminar, de modo que imagina el daño que puedes provocar a los huesos, los músculos y los tejidos conectivos de los pies si te pasas el día de pie con ese tipo de calzado.

la estructura ósea del pie, piensa lo que significa llevar tu peso al increíblemente denso hueso del talón y alejarlo de la estructura más delicada y dinámica de la parte central del pie. Utilizar todo el pie al caminar es excelente, pero es difícil defender la posición de estar de pie frente a estar sentado cuando nos referimos a estar de pie en el mismo sitio durante mucho tiempo (algo no natural) con zapatos que sitúan el centro de masas excesivamente hacia delante (algo tampoco natural); en ese caso, ni siquiera es defendible desde el punto de vista de la medicina ancestral o la psicología. Por lo tanto, si quieres evitar la consulta de tu podólogo, debes pasar de los tradicionales zapatos de tacón a otros más saludables. Afortunadamente, el movimiento del calzado minimalista está hoy en pleno auge, y existen muchas opciones adecuadas para la oficina entre las que elegir sin perder la elegancia en un espacio de trabajo de cinco estrellas. Invierte en este tipo de calzado, ten siempre a mano un par de zapatos completamente planos, y cuando estés de pie frente la mesa de trabajo, cámbiate con discreción esos trastos por un zapato con poco o ningún tacón. Odio ser portadora de malas noticias (y más aún tener que repetirlas), pero es completamente imposible estar de pie y bien alineado (recuerda que la alineación es una cuestión de equilibrio de fuerzas y no de la buena imagen que quieras dar) si llevas zapatos de tacón alto. Piénsalo. Aceptar con entusiasmo los esfuerzos de trabajar de pie, pero hacerlo con unos pies débiles y mal alineados es lo mismo que intentar construir una casa de sólida estructura en la orilla que el río va erosionando. Fíjate bien: no se trata de un éxito a corto plazo, sino de una óptima adaptación de los tejidos a largo plazo.

SI AL ESTAR DE PIE TE DUELE LA ESPALDA, CORRIGE LA POSICIÓN DE LA CAJA TORÁCICA

Una causa habitual del dolor de espalda, en especial al estar de pie, es el adelantamiento de la caja torácica. A veces lo haces porque te dicen que has de sacar el pecho, y a veces la posición se debe a una tensión excesiva del psoas. Cualquiera que sea el motivo por el que adelantas las costillas, haz la siguiente prueba y verifica si eres de los que adoptan esta postura.

Ponte de pie con los pies a unos 10 cm de la pared. Mantén el trasero pegado a esta pero sin presionarlo y estira las piernas hasta situarlas completamente en vertical al suelo, como en el paso 3. A continuación lleva hombros, brazos y parte posterior de la cabeza a la pared. Ha de quedar un pequeño espacio por debajo de la cintura, donde la columna se arquea, pero la espalda media debe tocar también la pared.

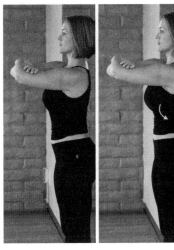

Costillas contra la pared, antes y después

Si tienes la cintura pegada a la pared, bajarás demasiado la pelvis. Para ajustar esta posición, levanta la rabadilla y llévala hacia la pared hasta que la pelvis esté en posición neutra, como en el paso 4. Una vez que reaparezca el espacio, intenta pegar la espalda media, los hombros y la cabeza contra la pared, sin forzarlos.

Si en esta sencilla prueba todas estas partes del cuerpo no se alinean, es muy probable que la parte superior de tu espina dorsal haya perdido movilidad. Lo ideal es que todas las vértebras de la espalda superior se muevan un poco para pegarse a la pared, pero con la pérdida de la movilidad vertebral, es habitual que para llevar esa parte superior de la columna hacia la pared, se mueva toda la caja torácica, deslizando hacia delante la zona del pecho y generando así compresión y tensión de los ligamentos en la zona lumbar. El dolor de espalda al estar de pie muchas veces se debe a la presión excesiva sobre los discos intervertebrales.

Para aliviar el dolor, trata de no levantar las costillas de forma regular. En cuanto a los ejercicios correctores, los de apertura de hombros sin levantar la caja torácica (es decir manteniendo «las costillas abajo») también pueden mejorar la movilidad de esta zona. En el CAPÍTULO 7 hablo del estiramiento del tórax y de los nervios.

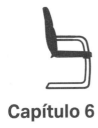

Capítulo 6

HAZ EJERCICIO MIENTRAS TRABAJAS: LOS DETALLES

PARA LA MAYORÍA, «movimiento» significa grandes proezas o tandas de ejercicios que nos hacen sudar en abundancia. Los movimientos amplios y el ejercicio regular están muy bien, pero los movimientos más pequeños y sutiles que realizas en un segundo durante todo el día son igualmente importantes para tu salud. Los movimientos pequeños –como los de girar el tronco, forzar el muslo externo cuando te apoyas solo en un pie, y la contracción isométrica permanente de los músculos de la pantorrilla al mantener el cuerpo erguido– cumplen también su función biológica para mantenerte en buen estado de salud.

Correr y trabajar al mismo tiempo es duro y difícil; en cambio, puedes realizar perfectamente todo tipo de movimientos más pequeños buenos para la salud sin llamar demasiado la atención ni salirte de los límites de tu espacio de trabajo.

Los siguientes son cinco ejercicios que, ejecutados alineando a la vez los puntos debidos, mantienen el cuerpo «en movimiento» mientras estás de pie.

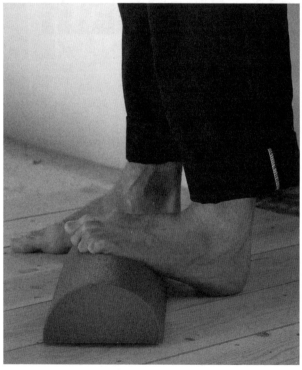

Estiramiento de gemelos

ESTIRAMIENTO DE GEMELOS

Pon en el suelo de tu espacio de trabajo, delante de ti, una toalla doblada y enrollada (o bien una colchoneta de yoga enrollada o medio rodillo de espuma). Pisa la toalla con el pie desnudo o con un calzado minimalista, colocando la almohadilla del pie en la parte superior de la toalla y manteniendo el talón en el suelo.

Pon el pie recto alineado hacia delante y mantén siempre la pierna estirada.

Con el cuerpo recto (hombros y cadera sobre los talones; fíjate en estos marcadores de la alineación) da un paso adelante con el otro pie.

Cuanto más tensos estén los músculos y tendones de la pierna, más te costará adelantar el otro pie. Es posible incluso que tengas que mantener detrás de la toalla la pierna que no estás estirando. Muchas personas sí pueden llevar el pie contrario hacia delante, pero únicamente apretando mucho las nalgas, los cuádriceps... y la mandíbula, así que adelanta el pie solo hasta donde puedas manteniendo el resto del cuerpo relajado. Repite el ejercicio con el otro pie.

Con este estiramiento, no solo trabajas para enmendar muchos años de calzar zapatos con tacón y de estar horas y horas sentado en una silla, sino que además mejoras tu circulación de retorno gracias a que los gemelos ejercen un movimiento de bombeo. No puedes abusar de este ejercicio. Algunos días, mientras estoy trabajando de pie frente a mi mesa, solo estiro una pierna, y al día siguiente, la otra.

ESTIRAMIENTO DEL MÚSCULO SÓLEO

El objetivo del ejercicio anterior es estirar el gemelo impidiendo que la rodilla se doble. Pero entre los músculos de la pierna hay otro, llamado «sóleo», para cuyo estiramiento óptimo hay que contraer al máximo la articulación del tobillo (con mayor flexión dorsal), para lo cual hay que doblar la rodilla. Con la almohadilla del pie sobre la toalla (la colchoneta o el medio rodillo de espuma) y el talón en el suelo, dobla la rodilla de la misma pierna —moviéndola un poco hacia delante— al tiempo que presionas este mismo tobillo contra el suelo.

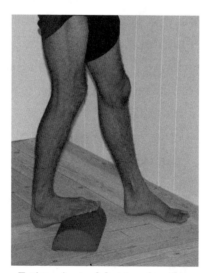

Estiramiento del músculo sóleo

NO ES CUESTIÓN *SOLO* DE ZAPATOS

La tensión de la pierna no se debe solo a que los zapatos te obligan a apoyarte sobre los dedos, sino también a que la silla te coloca la rodilla en un ángulo de 90°. Si quieres ganar movilidad en las piernas, también has de reducir el tiempo que pasas con las rodillas dobladas, una postura que también contrae los músculos de la cara posterior de la pierna. Si ya has dejado de lado los zapatos de tacón para evitar el dolor de piernas, considera esto: estar sentado en una silla exige que los gemelos (los músculos más largos de la pierna) se contraigan más que si se calza zapatos de tacón alto. ¿Sentado y con zapatos de tacón? Doble contraindicación.

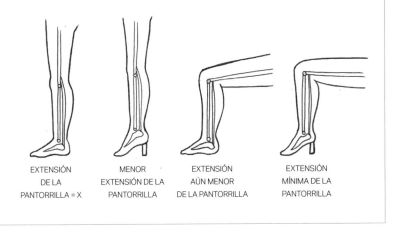

EXTENSIÓN DE LA PANTORRILLA = X	MENOR EXTENSIÓN DE LA PANTORRILLA	EXTENSIÓN AÚN MENOR DE LA PANTORRILLA	EXTENSIÓN MÍNIMA DE LA PANTORRILLA

DESPLAZAMIENTO DEL PESO

De pie y con el cuerpo en posición neutra, salvo una separación de los pies ligeramente mayor, desplaza el peso de modo que cargue solo sobre la pierna izquierda. Ante todo, procura aflojar la pelvis y levantar la cadera. Intenta hacerlo sin doblar las rodillas, solo con una leve presión del pie izquierdo sobre el suelo, centrándote en utilizar los músculos de la parte exterior de la cadera izquierda para inclinarte hacia la derecha. A continuación, prueba con la pierna derecha, utilizando esos músculos para volver a inclinarte hacia la izquierda. Después, procura elevar la parte de la cadera libre de peso *sin utilizar los músculos de la cintura*, solo presionando un poco más contra el suelo la pierna en que te apoyas. Así puedes desplazar el peso siempre que «no estés haciendo nada»: no se requiere equipamiento alguno.

EJERCICIOS CON EL PIE

Unos datos: en cada pie tienes veintiséis huesos, treinta y tres articulaciones y más de cien músculos. ¿Cuánto ejercitas estos músculos? Casi nada. El calzado moderno y las superficies planas y niveladas por las que andamos son un auténtico problema para estas articulaciones durante la mayor parte del tiempo que pasamos despiertos, y prueba de ello es la atrofia muscular.

Para los pies, estar de pie durante horas y horas es una auténtica paliza, por esto debes mover todos esos elementos anatómicos diminutos para compensar la carga estática.

De pie y en perfecta alineación, carga el peso sobre los talones (una parte fundamental) y separa los dedos de los pies sin levantarlos del suelo.

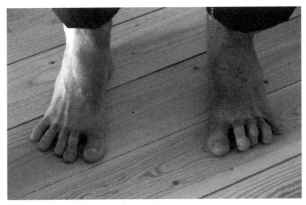

Separa los dedos de los pies

En esta posición, es posible que no puedas mover algunos dedos, pero sigue ejercitando estos pequeñísimos músculos y al final se desentumecerán.

A continuación, de pie y manteniendo la alineación, levanta el dedo gordo y mantén los demás pegados al suelo. Mantenlo alineado hacia delante, sin dejar que se desvíe lateralmente (hacia los demás dedos).

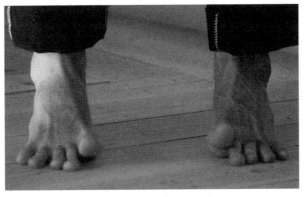

Levanta los dedos gordos

Comprueba que no levantas la almohadilla del pie —un fallo habitual es hacerla rodar hacia los lados—. Una vez levantado el dedo gordo, haz lo mismo con el segundo, luego el tercero y el cuarto. Y el meñique también. Levanta cada uno de ellos por separado, y del mismo modo devuélvelos a la posición inicial. Ya lo sé, no es nada fácil. En realidad, recuperar la buena separación de los dedos del pie y el buen funcionamiento de los músculos puede requerir años de práctica, pero el ejercicio constante y regular activará de nuevo esos músculos.

También puedes procurarte una esterilla de guijarros para ponerte de pie sobre ella entre ejercicio y ejercicio. Es casi imposible mover los músculos intrínsecos (los más pequeños del pie) sin ningún tipo de ayuda —si vivieras en plena naturaleza, estos músculos se moverían de manera natural por la forma siempre cambiante del terreno por el que los humanos anduvimos en tiempos remotos—. Si ya no tienes ese terreno, simúlalo. Algunas colchonetas tienen una superficie dura que imita un lecho de piedra natural. En un estudio quedó demostrado que quienes las utilizan para hacer sus ejercicios reducen mucho más la tensión sanguínea que quienes se limitan a andar por un suelo liso.

Para muchos, tal realidad demuestra el valor de la acupresión o la reflexología podal, pero una explicación quizás más directa es el efecto que las articulaciones móviles y los músculos en activo tienen sobre el volumen de sangre que circula por las arterias de las extremidades inferiores. Una mayor actividad de las partes, aunque sean las más pequeñas del pie, significa más sangre en los capilares y menos en los vasos más grandes de las arterias (donde se mide la presión arterial). En mi caso, utilizar la esterilla de guijarros mientras trabajo es una forma sutil de ejercitar los músculos intrínsecos de los pies, porque me mantiene en movimiento aunque el resto del cuerpo esté inmóvil. Un recurso inteligente, creo.

LOS OJOS

La costumbre de pasarse el día sentado es desastrosa no solo para estructuras evidentes como el corazón o los músculos de los muslos. La silla te obliga a tener (casi) siempre flexionadas la cadera y las rodillas, y, del mismo modo, tener que mirar a la pantalla desde una distancia fija te hace forzar la vista y te la debilita.

Los ojos también tienen músculos. Si hicieras un millón de flexiones de bíceps pero ningún otro ejercicio con los brazos, la consecuencia sería que estos tendrían una forma muy particular (y serían propensos a las lesiones). Pues esto es, más o menos, lo que hacemos con los ojos: los usamos de forma repetitiva (por ejemplo, siempre a unos 60 cm de la pantalla), lo cual les favorece en un sentido pero les perjudica en otro. Fortalecer una parte de una estructura en detrimento de otra la predispone para la degeneración, así que vamos a hablar de *cross-training*[3] ocular.

Del mismo modo que el ángulo que forman el brazo y el antebrazo está relacionado con una determinada longitud de los bíceps, la distancia entre el ojo y lo que estás mirando genera una determinada longitud del músculo ciliar (que ayuda al cristalino a cambiar de forma para enfocar diferentes objetos). Si llevaras el brazo siempre escayolado, al final los músculos bíceps se acortarían de forma permanente, con lo que te costaría mucho estirar el brazo.

Lo mismo ocurre con los ojos. Con la *mirada repetitiva* (creo que acabo de acuñar una nueva expresión) durante horas y muy poco descanso, los músculos de los ojos se atrofian y pierden capacidad de enfocar objetos de longitudes distintas o de pasar rápidamente a enfocar a distancias diferentes.

Esto es, pues, lo que debes hacer para evitar que los ojos se te entumezcan: primero observa cuándo acercas la cara mucho a la pantalla del ordenador. Ya lo sabes, es lo que haces cuando estás enfrascado en el trabajo y fuerzas el cuerpo a que se adapte a lo que estés haciendo. Sacúdete esta costumbre y recompón

---

[3] El *cross-training*, también llamado a veces «entrenamiento funcional o cruzado» es un sistema patentado de entrenamiento basado en la alternación de ejercicios diversos y variados realizados a una alta intensidad.

la postura. Aléjate de la pantalla todo lo que te permitan la cabeza erguida (paso 8 de alineación) y la longitud del brazo. Podrás hacerlo mejor si utilizas un teclado independiente. Sin realizar ningún esfuerzo (es decir, sin forzar la vista), es bueno que te alejes un poco de la pantalla. Estos pocos centímetros te serán de ayuda, pero no te van a relajar los ojos como pretendes. Para que la vista descanse de verdad y para mantener la flexibilidad de los músculos de los ojos, debes apartar estos de la pantalla del ordenador y fijarlos en un punto lo más alejado posible. Lo mejor sería que miraras por la ventana, donde el objeto más cercano está a cientos de metros —el *cross-training* equivalente para un nadador sería salir del agua y correr unos kilómetros—. Si no tienes ventana, pasea la vista por la habitación o, mejor aún, por otra dependencia, de modo que alejes la vista unos diez metros y, así, relajes los ojos. Es muy parecido a entrenar con la prensa de piernas si todos los días practicas ciclismo. Tómate descansos de «ojos más allá del ordenador» durante la jornada, como mínimo una mirada rápida cada cinco minutos, y otras más prolongadas cada treinta. También hay programas que pueden actuar de entrenador personal para los ojos. Oscurecen la pantalla con una frecuencia y duración predetermi-nadas. Cuida de la salud de tus ojos. Ver bien es una de esas funciones que damos por supuestas, hasta que empezamos a tener problemas.

LA RECETA DEL MOVIMIENTO SUTIL Y CONSTANTE

Los movimientos sutiles de los que acabo de hablar no siguen el esquema de «haz esto X veces, Y veces al día». Puedes realizar todos estos movimientos durante todo el tiempo en que estés trabajando. Una excepción es, evidentemente, el ejercicio de enfocar la mirada hacia puntos distantes, ya que si te pasaras el día mirando hacia otra parte, sería difícil que pudieras trabajar con el ordenador. Cuanto más pienses en la «alineación» y ejercites el cuerpo de forma más constante, más fácil te será dejar la silla.

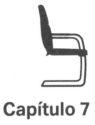

Capítulo 7

MOVIMIENTOS AMPLIOS
MIENTRAS TRABAJAS

PARA LOS MOVIMIENTOS siguientes es posible que necesites descansar un poco del trabajo. En cada uno de estos descansos de entre tres y cinco minutos a lo largo del día, puedes hacer todos los ejercicios o solo uno. Los resultados son muy distintos, pero todos reportan sus propios beneficios. Mi consejo es que algunos días trabajes un ejercicio determinado para conseguir mayor nivel en una parte del cuerpo. Otro día, haz todos los ejercicios, en todos los descansos, para mover con más frecuencia más partes del cuerpo.

ESTIRAMIENTO TORÁCICO

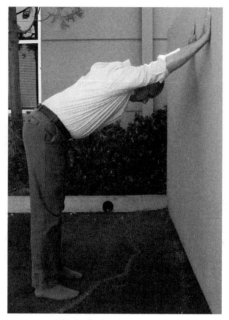

Estiramiento torácico

Coloca las manos sobre la mesa o en la pared. Sin despegarlas, camina hacia atrás, bajando el pecho hacia el suelo. Con los pies bien alineados hacia delante, levanta la pelvis y échala hacia atrás hasta que la cadera quede por detrás de los tobillos, las piernas estén rectas (cuádriceps relajados) y el coxis levantado. Procura no empujar las costillas. Si quieres añadirle un plus, rota hacia fuera la parte interior del brazo opuesta al hueso del codo. Es una forma estupenda de cargar con suavidad la tensión en las articulaciones del hombro y liberar los brazos.

DOBLE ESTIRAMIENTO DE PANTORRILLA

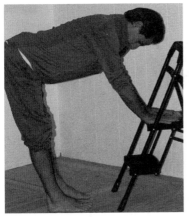
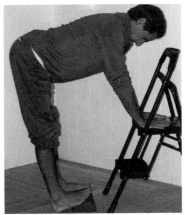

Doble estiramiento
de pantorrilla

Doble estiramiento
de pantorrilla con cuña

Con este movimiento trasladas una considerable carga sobre los tejidos que mantienen tu pelvis en posición carpada. Pon las manos en el asiento de la silla o sobre la mesa. Alinea los bordes externos de los pies y estira las piernas todo lo que puedas (con los cuádriceps relajados). Levanta la cadera y ponla por detrás de los talones, procurando que puedas levantar los dedos de los pies. Sin doblar las rodillas ni empujar las costillas, libera la pelvis hasta que sientas los músculos de la parte posterior de las piernas. Para estirar más, en este ejercicio rota hacia fuera los muslos hasta la posición neutra (paso 6 de la alineación) para acentuar el estiramiento de las fibras musculares. ¿Quieres más? Coloca la punta de los pies sobre medio rodillo de espuma o una toalla enrollada.

ÁNGELES EN LA PARED

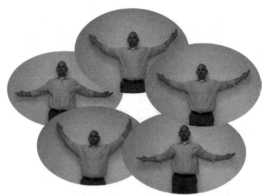

Ángeles en la pared

De espaldas a la pared, separa los pies de 10 a 12 cm. Pega la cadera y la caja torácica a la pared; de este modo evitarás forzar las costillas. Pon los brazos en cruz, con las palmas de las manos hacia fuera. Poco a poco, manteniendo el dorso de las manos y las muñecas pegados a la pared, sube los brazos por encima de la cabeza, detente cuando los brazos o las costillas se separen de la pared. Repite el ejercicio con suavidad, como si formaras «ángeles de nieve»[4] en la pared.

---

[4] Un ángel de nieve es una huella creada en la nieve con la forma de un ángel. Se trata de un juego muy popular en las regiones con abundancia de nevadas de Estados Unidos y Canadá. Consiste en tumbarse de espaldas, con los brazos extendidos lateralmente y mover los brazos y las piernas de arriba abajo o de un lado a otro. De esta manera queda grabada en la nieve la silueta de un ángel.

ESTIRAMIENTO DEL PIRIFORME, SENTADO Y DE PIE

Como tal vez hayas adivinado, el objetivo de este estiramiento es el músculo piramidal, situado en la parte más profunda de la cadera, que conecta el sacro con la parte superior del fémur. Si este músculo está atrofiado, las articulaciones de la cadera no funcionan bien, el movimiento de las piernas provoca una tensión indebida en la articulación sacroilíaca (ASI) y se puede irritar el nervio ciático. Sentado al borde de una silla, deja el pie izquierdo en el suelo y coloca el tobillo de la pierna derecha sobre la rodilla izquierda.

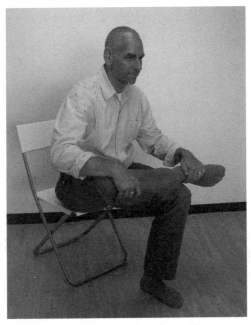

Estiramiento del músculo piriforme
(sentado)

Suelta la pelvis –sigue los pasos para sentarse mejor señalados en la página 71– y a continuación ve inclinándote hacia delante. Enseguida notarás el estiramiento del músculo piriforme o piramidal.

También puedes hacer este ejercicio de pie. Sirviéndote de la mesa para mantener el equilibrio, coloca el tobillo de una pierna sobre la rodilla de la otra, y a continuación baja la cadera hacia el suelo –¡no!, ¡no es tan difícil!– manteniendo la rodilla de la pierna recta alineada con el tobillo.

No solo estirarás la cadera, sino que trabajarás los músculos de la otra pierna y los músculos del tronco que necesitas para mantener la posición de pie. La mejor forma de aprovechar el tiempo, sin duda.

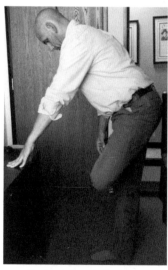

Estiramiento de pie
del músculo piriforme. Inicio

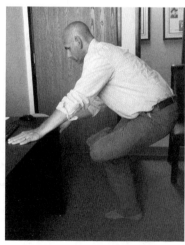

Estiramiento de pie del músculo
piriforme. Sentado hacia atrás

DESLIZAMIENTO DE LA PELVIS

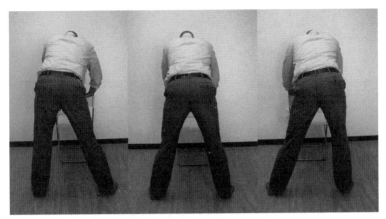

Deslizamiento de la pelvis

Ponte de pie, frente a una mesa o una silla, con las piernas separadas un poco más del ancho de la cadera y los pies apuntando hacia delante. Inclínate hasta poner las manos en el respaldo de la silla (o los brazos en la mesa), y relaja la pelvis y la columna (procura que la espalda no se te arquee como hace el gato). Retrocede la cadera hasta colocarla por detrás de los talones (notarás el progresivo estiramiento de los tendones de las corvas), y a continuación lleva la pelvis hacia la pierna derecha y después hacia la izquierda, sin desplazarte hacia delante. Imagina que tienes los dos glúteos apoyados en una pared, lo cual impediría que la cadera se desplazara; el único movimiento ha de ser el deslizamiento de la pelvis. Puedes ir cambiando la separación de los pies; así irás modificando también el estiramiento.

ESTIRAMIENTO DE LOS NERVIOS

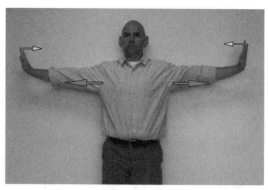

Estiramiento de los nervios

Para empezar, pon los brazos en cruz y levanta las manos como si estuvieras parando el tráfico en ambas direcciones. Separa los dedos y poco a poco alinea las puntas con el eje vertical del cuerpo. Mantén los dedos corazón orientados hacia arriba, los pulgares hacia delante y la flexura del codo mirando al techo. Para intensificar la sensación, no te limites a alejar las manos del tronco (con lo que solo estirarías el codo), tienes que alargar los brazos, como si tiraran de ellos desde los extremos. ¿Qué tal? Sentirás un cosquilleo que recorre tus brazos. Sí, los nervios, como los músculos, se pueden estirar, pero en realidad lo que haces es ejercitar tus brazos en rangos de movimiento que nunca experimentas en tu entorno laboral. Así haces que todas las partes del cuerpo, nervios incluidos, puedan deslizarse suavemente unas alrededor de otras, impidiendo así que se desarrollen adherencias.

EL CAMARERO

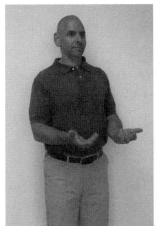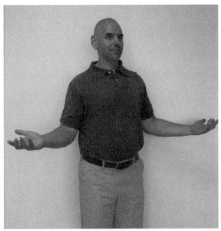

El camarero

De pie, dobla los codos formando un ángulo de 90° con las palmas de las manos hacia arriba (como si sostuvieras una bandeja). En esta posición de manos y codos, mueve suavemente las manos hacia los lados (alejándolas de tu imaginaria línea central) hasta que la derecha llegue al extremo derecho, y la izquierda, al izquierdo. Devuélvelas a la posición inicial. Al principio, lo puedes hacer sin ningún equipamiento, pero para que el ejercicio sea aún más eficaz, haz el movimiento utilizando alguna pequeña resistencia, como un tubo o un par de mancuernas (de no más de dos kilos). Es una forma estupenda de introducir la rotación externa en el hombro, sobre todo después de horas de la rotación interna exigida por el uso del teclado. Una forma de reducir el tiempo en la posición de rotación interna es emplear el teclado partido, o mejor, usarlo menos. Con los programas de dictado, puedes trabajar sin usar las manos ni los hombros y hacer el «camarero» mientras trabajas.

ANDAR SOBRE ESTERILLA DE GUIJARROS

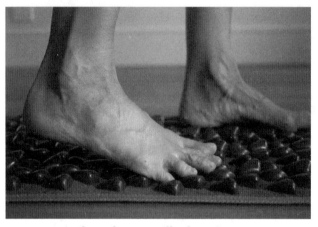

Andar sobre esterilla de guijarros

Lo ideal sería que en todos los descansos te alejaras del ordenador y del despacho, pero también puedes andar (es decir, alejarte del ordenador) mientras sigues trabajando, por ejemplo, cuando atiendes una llamada. En este caso, usar una esterilla de guijarros te permite atender la llamada mientras das unos pasos sobre suelo «natural», lo que supone un beneficio añadido del movimiento de pies y tobillos.

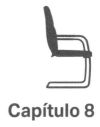

Capítulo 8

POSIBLES LESIONES POR PERMANECER DE PIE

NO SABRÍA PRECISAR las razones por las que todos los departamentos de recursos humanos del mundo se muestran reacios a liberar a los empleados de la silla y facilitarles el trabajo de pie, pero sí puedo decir que personalmente tengo dos buenos motivos para afirmar que ese cambio no siempre es una buena idea.

Por mucho y bien que exponga los principios fisiológicos básicos (por ejemplo, el de que adaptarse requiere su tiempo) y un programa para progresar sin provocar lesiones en los tejidos, la persona super-motivada se suele saltar esta parte con la actitud de

«ESTÁ CLARO, ENTENDIDO» y se lanza directamente a darle a la tecla de «comprar» para hacerse con la mesa que le permita trabajar de pie todo el día.

Si tienes algún amigo profesor –otra profesión en la que se está mucho tiempo de pie; como mínimo nueve meses al año–, pregúntale cómo se siente las primeras semanas después de las vacaciones de verano. Le duele el cuerpo o se fatiga, o ambas cosas. Y la mayoría de los profesores pueden estar sentados durante bastante tiempo a lo largo del día, al menos más de lo que puedas hacerlo tú si eliminas de tu espacio de trabajo todas las opciones que no sean ESTAR DE PIE.

El cambio inteligente no está tanto en determinar si estar de pie es o no una buena idea, sino en que el cuerpo necesita tiempo para acostumbrarse a largos períodos de pie para activar los músculos que corresponda y emplearlos bien. Si al departamento de recursos humanos de tu empresa le preocupa tu vitalidad y tu buena salud y por ello desconfían de tu nueva oficina, comparte con sus responsables tu programa de entrenamiento. Es mucho más probable que

MUCHAS PERSONAS SUPERMOTIVADAS SE LANZAN A HACERSE CON UNA MESA DE TRABAJO DE PIE SIN CONTROLAR LOS PRINCIPIOS FISIOLÓGICOS BÁSICOS Y SIN TRAZARSE UN PROGRAMA DE ADAPTACIÓN AL NUEVO ESPACIO DE TRABAJO PARA EVITAR PROVOCARSE LESIONES EN LOS TEJIDOS.

aprueben el nuevo diseño de tu espacio de trabajo si les dices que eres consciente de los posibles problemas y que estás tomando las medidas necesarias para mitigar los «peligros» que puedan relacionarse directamente con la nueva oficina que *ellos* te habían montado (ya sabes: que no se puedan sentir culpables de las lesiones que te podría provocar trabajar de pie).

Otra razón de mi reticencia a presentar estos espacios de trabajo como la mejor solución son las lesiones que esta opción puede provocar, porque estar de pie mucho tiempo *también* puede causar lesiones específicas.

Aunque se nos haya olvidado, una de las razones por las que recurrimos colectivamente a la silla fueron las lesiones, por ejemplo de espalda y pies, que sufrían poblaciones enteras que trabajaban de pie todo el día.

Los problemas musculoesqueléticos como el dolor de rodilla y de espalda debidos a estar sentados se pueden aliviar con una progresiva puesta en pie y un cambio en el *modo* de estarlo —de ahí la importancia capital de la alineación cuando se trabaja de pie—. Si te fijas bien en los puntos de alineación, tienes resuelta esta cuestión. Pero entre todas las dolencias relacionadas con permanecer mucho tiempo de pie, la más prevalente —las venas varicosas— *no* se resuelve modificando la forma de estar de pie, ya que, precisamente, la causa de este problema es permanecer mucho tiempo de pie *e inmóvil*.

Las varices no son una simple vuelta a los días de trabajo de pie en las cadenas de montaje. Empleos como el de dependiente de grandes almacenes o enfermero siguen estando asociados a problemas de varices en piernas e ingles.

UN ADECUADO CAMBIO PROGRESIVO

Un corredor preparado puede correr un maratón (42.195 km) en unas cuatro horas. Son cuatro horas *menos* que el ejercicio no tan fuerte –pero psicológicamente no menos exigente– de estar de pie frente a la mesa de trabajo toda una jornada. Es evidente que después de pasarte varios años echado en el sofá, no vas a salir corriendo a registrarte para el próximo maratón local y plantarte en la línea de salida. Si lo hicieras, seguro que tu cuerpo no te respondería, porque todos sus tejidos no estarían por la labor. No tendrían la fuerza necesaria para asumir la carga que supone recorrer a pie o corriendo esa distancia todo ese tiempo. Si se escogiera de forma aleatoria a los que fueran a correr el maratón, la mayoría de ellos no podrían seguir al cabo de un par de kilómetros o, en el mejor de los casos, la mitad de la carrera. Es obvio que el gigantesco esfuerzo que requiere el maratón implica muchos meses y hasta años de entrenamiento constante y concienzudo. Con este ejercicio rápido y práctico, vas incrementando la capacidad de adaptación de tus células para poder soportar cargas mayores.

En este sentido, los espacios para trabajar de pie no son diferentes, pues exigen una resistencia y una fuerza musculoesquelética que probablemente aún no tienes. Para maximizar los benéficos que dejar la silla reporta a todo el cuerpo, has de ir aumentando los intervalos de trabajo de pie, y durante el día hacer ejercicios de transición breves y repetitivos.

Permíteme que te dé una clase elemental sobre el funcionamiento interno del sistema de retorno venoso: cuando la sangre sale del corazón, fluye a través del sistema arterial (esas líneas rojas del libro de anatomía) con ayuda del corazón y del músculo esquelético. Cuando la sangre llega a su destino final (cualquiera que sea el capilar), regresa por el sistema venoso (que normalmente se representa con líneas azules). A diferencia del sistema arterial, el sistema venoso no puede aprovechar el trabajo que realiza el corazón, de modo que las venas dependen de me-canismos adicionales para evitar que la sangre se estanque en su largo viaje ascendente (*léase*: contra la gravedad) para regresar a los pulmones, donde se reoxigena y el ciclo empieza de nuevo. Estos «mecanismos adicionales» incluyen la acción muscular de bombeo (al moverte, los músculos se contraen y liberan) y las válvulas especializadas. Estas válvulas ayudan

UN POCO DE ANATOMÍA

Las venas varicosas (del latín *varix*, que significa extensión, estiramiento, separación, y el sufijo también latino *–osus*, que significa abundante) son venas que se han agrandado y retorcido. Pueden estar en cualquier parte del cuerpo, pero son más frecuentes en las piernas y las ingles. En la mayoría de los casos son benignas, aunque a veces dolorosas. Evitar más lesiones en los tejidos venosos puede prevenir complicaciones derivadas de la progresiva disminución de la circulación sanguínea habitual en las varices.

a la sangre a «escalar» las venas; primero se abren para dejar que la sangre llegue a la cabeza, y después se cierran una vez que ha pasado el flujo sanguíneo a los pulmones para evitar el reflujo. Como el salmón que nada río arriba, los flujos de sangre suben por las venas y aprovechan los cierres para descansar.

Durante mucho tiempo se pensó que las venas varicosas eran un problema de las válvulas, pero estudios más recientes demuestran que el entorno interior de la vena puede provocar un cambio local en la expresión genética de la pared venosa. Por ejemplo, una cantidad elevada de hormonas del estrés en la sangre, el flujo turbulento de esta debido a una deficiente alineación musculoesquelética, o poca provisión de oxígeno a los tejidos (debido, entre otras cosas, a la falta de movimiento) pueden debilitar y reblandecer la vena. Cuando la pared de la vena se reblandece, las válvulas dejan de cerrar bien y no impiden el reflujo.

Si a la vena con flujo de retorno se le suman altas presiones a sus paredes debidas a estar de pie y/o a la inmovilidad durante todo el día (sin más bombeo muscular que ayude a la sangre a subir), lo más probable es que esa vena desarrolle varices, por no hablar de otros posibles problemas como la trombosis venosa profunda a la que se han asociado las venas varicosas. (Sé que acabo de decir que las varices son benignas, pero es importante recordar que estas manifestaciones «benignas» que aparecen en el cuerpo son señales de alerta de dolencias futuras. Son la forma que tiene el cuerpo de avisarte de que «algo funciona mal en tu interior; por favor toma nota»). Cuando juntamos los elementos, fuerzas y circunstancias susceptibles de provocar lesiones con unas piernas que *no* usan todo su rango de movimiento porque se han adaptado a un calzado que eleva, en mayor o menor medida, el talón, cuando nos pasamos la mayor parte del tiempo sentados y cuando andamos solo sobre terreno plano y nivelado, las venas de las piernas quedan irremediablemente expuestas a lesiones venosas.

Para rebajar la tensión, carga y descarga las piernas con frecuencia. Si ya tienes problemas venosos importantes, la mesa con cinta de andar incorporada

---

COLCHONETAS ANTIFATIGA O «BLANDAS»

La mayoría de las superficies artificiales, como su propio nombre indica, son en realidad antinaturales para el ser humano, de modo que estar todo el día de pie sobre un suelo de cemento o sobre superficies duras puede ser problemático para el cuerpo. Si el suelo sobre el que trabajas no está enmoquetado, procúrate una colchoneta de gel u otro tipo de esterilla mullida y cómoda que reduzca la carga del cuerpo. ¿No quieres comprar nada más? Dobla varias veces una colchoneta de yoga o una toalla y ya lo tienes. Consejo: para los ejercicios de equilibrio que hagas frente a la mesa, te irá bien una colchoneta ligeramente inestable.

puede ser mejor opción que la de estar de pie, para que el bombeo muscular esté activo todo el día. Si te decides por la buena alineación y estar de pie «moviéndote» constantemente, los dos estiramientos de pantorrillas expuestos son tus mejores amigos. En cualquiera de los dos casos —andar o estar de pie—, la tensión excesiva sobre las piernas impide el uso pleno del bombeo muscular, de ahí la suma importancia que tiene el estiramiento de pantorrillas. Si añades mucho ejercicio con los pies, zapatos completamente planos y muchos descansos breves para moverte a lo largo del día, el sistema circulatorio te lo agradecerá.

ESPACIO PARA TRABAJAR DE PIE. LISTA DE CONTROL

Los pilotos utilizan en todos los vuelos listas de control para no olvidarse de ningún paso al despegar o aterrizar. La lista siguiente es una excelente forma de repasar los puntos de control de tu cuerpo mientras trabajas y, además, te proporciona información que puedes compartir con el departamento de recursos humanos sobre las responsabilidades que asumes sobre tu espacio de trabajo y tu salud.

1. Verifica constantemente los puntos de alineación (haz una fotocopia reducida de la página 133 y pégala a la pantalla).

2. Con medio rodillo de espuma o una toalla enrollada, estira las piernas a lo largo del día. Con eso mejorarás la circulación de la sangre en estos puntos.

3. Cambia continuamente de posición, con alineaciones un poco distintas para mantener los músculos activos y en cambio permanente, lo cual ayuda también al sistema de retorno de las venas y reduce al mínimo la sobrecarga de los tejidos.

4. Cuando sientas que los músculos están cansados, siéntate o cambia de postura.

5. Cada treinta minutos, haz interrupciones de dos o tres minutos para moverte (por ejemplo, andar distancias cortas en la propia oficina). En vez de enviar whatsapps, ve a ver personalmente a quien sea. Nota: es una actividad distinta de los descansos de tres a cinco minutos dedicados a ejercicios correctivos específicos.

6. Cada veinte minutos, descansa la vista uno o dos minutos.

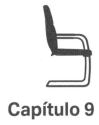

Capítulo 9

LA IMAGEN COMPLETA

HACE POCO RECIBÍ de un seguidor de mi blog un correo en el que me hablaba de su experiencia con la moda de los espacios alternativos de trabajo:

Hace un par de años, en mi trabajo actual, el equipo directivo inició planes para reestructurar las mesas de trabajo del departamento de creatividad. Yo defendí enérgicamente el trabajo de pie, sobre el que remití diversos informes a mi superior para demostrarle sus beneficios. Pronto me convertí en uno de los primeros de mi departamento en usar un espacio para trabajar de pie, repleto de rodillos de espuma para estirar las piernas. Durante cierto tiempo, me llamaron «el hippie de la esquina» y la gente me miraba extrañada. Pero las cosas cambiaron muy pronto, y hoy más de la mitad de los empleados de mi departamento usan esos espacios y realizan frecuentes descansos para andar. Lo mejor es que la productividad se disparó. Su libro sobre las dolencias del modo de vida actual no pudo llegar en mejor momento.

Es apasionante observar que la gente aborda el problema del daño que provoca nuestro actual modo de trabajar, sobre todo en este momento en que las pruebas son más evidentes que nunca. Pero, en vez de terminar este libro con la idea de que has de salir pitando «a por tu espacio de trabajo saludable», quisiera subrayar que lo que estamos intentando hacer es engañar a la Madre Naturaleza procurando que las ocho horas que pasamos en la oficina le parezcan a nuestro cuerpo ocho horas de senderismo por el Serengueti. Por supuesto, no es esto a lo que aspiramos. Simplemente intentamos aliviarle al cuerpo la sensación de que se pasa ocho horas encerrado en una jaula. Un propósito maravilloso.

INTENTAMOS ENGAÑAR A LA MADRE NATURALEZA HACIENDO QUE LAS OCHO HORAS QUE PASAMOS EN LA OFICINA LE PAREZCAN A NUESTRO CUERPO OCHO HORAS DE SENDERISMO POR EL SERENGUETI, O, COMO MÍNIMO, QUE NO SIENTA QUE PASA OCHO HORAS ENCERRADO EN UNA DIMINUTA JAULA.

Pero para invertir tanto tiempo (años) y dinero (miles de dólares) en este intento de resolver un problema (el trabajo te cuesta la salud), antes debes ser consciente de que no has abordado el verdadero problema y que este, en realidad, está en algo que aún no has reconocido.

En cuanto a los tejidos –por ejemplo, el tejido óseo– las adaptaciones que benefician el movimiento (como una mejor geometría de la sección transversal o una mayor densidad ósea) se consiguen con cargas dinámicas (el cambio constante), y no con cargas estáticas. Con el paso del tiempo, los huesos –y, en realidad, todos los tejidos– dejan de responder a las señales rutinarias de carga.

Este es el objetivo del *cross-training*, ¿no? Evitar el estancamiento y someter al cuerpo a desafíos que lo hagan progresar. Pues bien, lo que hoy ocurre es que nuestra salud se está estancando literalmente –declinando, en realidad– porque nuestro espacio de trabajo no nos pone el listón lo suficientemente alto.

En este punto somos radicales, pero quiero proponer que demos un paso más y batallemos por reestructurar de arriba abajo toda la jornada laboral. Y de paso, reestructurar el papel que el propio «trabajo» representa en nuestra vida.

El desafío de abordar el tema de la salud desde un material basado en el modelo evolutivo es conseguir que estos antiguos principios sean aplicables en el mundo actual. Sí, es verdad, nos tenemos que ganar la vida, pero ¿quién dice que entre el 10 % y el 50 % del trabajo no se pueda hacer desde casa, donde podemos estar descalzos y andar sobre esterillas de guijarros, salir a hacer un esprint por la acera cada 45 minutos, o abandonar los largos viajes de ida y vuelta a la oficina, con los apretados cinturones de seguridad, los zapatos «de trabajo» y el estrés y todas las posibles distracciones de las oficinas actuales? ¿Quién dice que haya que reunirse en la sala de juntas, y no mientras se pasea en grupo? ¿No es el oxígeno esencial en la resolución de problemas?

En tu mundo, ¿las llamadas de teléfono son menos profesionales si las haces o atiendes andando al aire libre? Si este es tu caso, piensa qué pasaría si las dos partes fuerais andando. ¡Se acabaron los problemas!

Yo hago todas las llamadas —incluso sobre temas importantes, como entrevistas profesionales o negociaciones sobre contratos— mientras ando o corro mis

RINCÓN CIENTÍFICO

LLUVIA DE IDEAS MIENTRAS HACES PIERNAS

En un estudio se midió la creatividad de sus participantes en cuatro experimentos independientes y en escenarios distintos: sentados, sentados al aire libre, andando en la cinta y andando al aire libre. El pensamiento creativo se disparaba al andar e inmediatamente después de hacerlo, y las analogías más originales y de mejor calidad se producían al caminar al aire libre.

Oppezzo, M. y Schwartz, D.L. (2014), «Give Your Ideas Some Legs: The Positive Effect of Walking on Creative Thinking» [Dales pies a tus ideas: caminar favorece el pensamiento creativo], *Journal of Experimental Psychology: Learning, Memory and Cognition, 40(4)*, págs. 1142-1152.

kilómetros diarios. ¿Y si nos fijamos en los suecos, de mentalidad tan abierta, que están estudiando las posibles mejoras de productividad y del bienestar con una jornada laboral de seis horas?

Y en nuestro país (Estados Unidos), no solo son ridículas las vacaciones pagadas en comparación con lo que rige para nuestros amigos europeos y en muchos otros países del mundo. Parece que nosotros despreciamos las siestas y otras arraigadas costumbres sociales que favorecen el equilibro entre trabajo y salud. Puedes tener el espacio de trabajo más sofisticado y moderno, pero si te pasas en él demasiado tiempo —a expensas de la familia, los amigos, la buena forma física y el tiempo de ocio— no podrás obtener muchos de los beneficios que pretendes.

En este sentido, mi tesis es que hay soluciones, pero para encontrarlas debemos estar seguros de que hacemos las preguntas correctas. Una buena para empezar es: ¿trabajas para vivir o vives para trabajar?

Espero que la respuesta, en especial después de leer las ideas de este libro y de ponerlas en práctica, sea la primera opción.

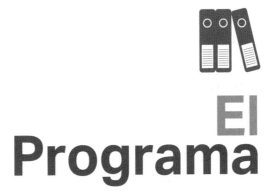

El
Programa

Indicaciones breves para un espacio de trabajo saludable, dinámico y bien alineado

MUÉVETE: No existe la postura perfecta para trabajar. Cambia de postura con frecuencia. Varía en el transcurso del día: siéntate, ponte de pie, estira, muévete. Considera la posibilidad de usar diferentes variedades de teclado (con soporte y altura ajustable, un teclado partido...).

DESCANSA: Haz breves interrupciones en el trabajo para salir a andar al aire libre con la máxima frecuencia que puedas, o simplemente para «colgarte» de la barra de estiramiento. Andar sobre la cinta no cuenta.

RELÁJATE: Reduce al mínimo la luz artificial en tu entorno de trabajo. Procura usar la natural siempre que sea posible. Cuando oscurezca, prescinde cuanto puedas de la luz artificial y de la pantalla.

SIÉNTATE BIEN: Carga el cuerpo de forma eficaz. Empieza con «pies hacia delante» y procura mantener el eje principal en posición vertical. Pelvis en posición neutra, no agarrotada. Costillas arriba, no adelantadas. Rodillas en posición neutra, muslos rotados y cabeza alta. Ponte un calzado minimalista o, si puedes, ve descalzo.

ESTIRA: Estira las piernas, mueve los pies, desplaza el peso. Ejercita la vista enfocando objetos alejados cada pocos minutos. Realiza durante el día los movimientos amplios expuestos en el Capítulo 7.

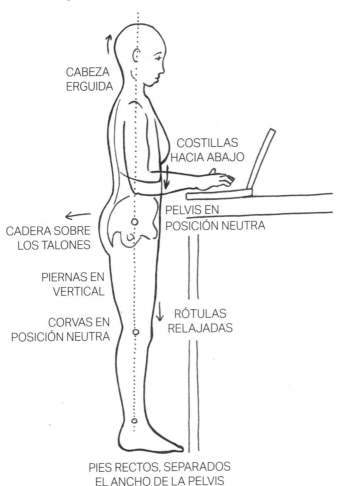

CABEZA
ERGUIDA

COSTILLAS
HACIA ABAJO

PELVIS EN
POSICIÓN NEUTRA

CADERA SOBRE
LOS TALONES

PIERNAS EN
VERTICAL

CORVAS EN
POSICIÓN NEUTRA

RÓTULAS
RELAJADAS

PIES RECTOS, SEPARADOS
EL ANCHO DE LA PELVIS

Ejercicios

ESTIRAMIENTO DE GEMELOS

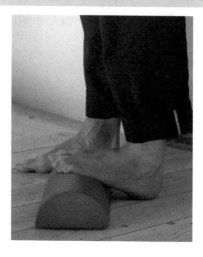

- Coloca la almohadilla del pie izquierdo encima de medio rodillo de espuma o de una toalla doblada. Baja el talón hasta el suelo y tensa esa rodilla.
- Adelanta el pie derecho.
- Si no puedes adelantarlo del todo, da un paso más corto.
- Mantén el peso del cuerpo en vertical sobre el talón del pie más retrasado.
- Aguanta un minuto y después cambia de pierna; repite el ejercicio tres veces con cada pierna, aguantando la postura durante un minuto.

VERSIÓN AVANZADA
- Haz el ejercicio manteniendo los muslos en posición neutra (rotando las corvas también a posición neutra).

ESTIRAMIENTO DEL MÚSCULO SÓLEO

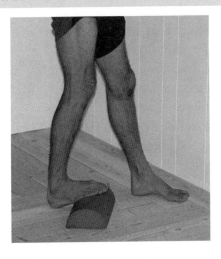

- En la posición de estiramiento de gemelos, dobla las rodillas sin separar los talones del suelo.
- Aguanta un minuto y, a continuación, cambia de pierna; repítelo tantas veces como en el estiramiento de gemelos.

VERSIÓN AVANZADA

- Haz el ejercicio con las corvas en posición neutra.

DESPLAZAMIENTO DEL PESO

- Ponte de pie en posición neutra, salvo una ligera separación de los pies.
- Desplaza el peso hacia la pierna izquierda.
- Mantén la pelvis en posición neutra, y lleva la cadera hacia atrás y elévala.
- Sin doblar las rodillas, presiona lentamente el pie izquierdo sobre el suelo, utilizando los músculos externos de tu cadera izquierda para inclinarte hacia la derecha.
- Haz lo mismo con la pierna derecha.
- Levanta la cadera del lado que no soporta el peso sin utilizar los músculos de la cintura, solo presionando más contra el suelo la pierna en la que te apoyas.

ANDAR SOBRE ESTERILLA DE GUIJARROS

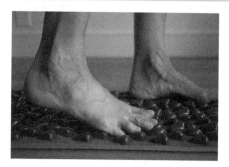

- Si no puedes salir a dar un pequeño paseo al aire libre, anda sobre una esterilla de guijarros mientras hablas por teléfono, en reuniones rápidas o en momentos en que necesites activar tu creatividad.

EJERCICIOS CON EL PIE

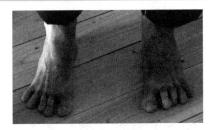

- Ponte de pie en posición neutra, comprobando que desplazas el peso hacia los talones.
- Separa los dedos de los pies sin dejar que se levanten del suelo.

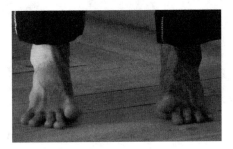

- A continuación levanta los dedos gordos (los demás han de permanecer pegados al suelo).
- Mantén los dedos gordos apuntando hacia delante; no dejes que se desvíen lateralmente (hacia el dedo meñique).
- Mantén la almohadilla del pie pegada al suelo.
- Una vez levantado el dedo gordo, mueve el segundo y después el tercero, el cuarto y el quinto de ambos pies.
- Levanta cada uno por separado, y del mismo modo devuélvelos a la posición inicial.
- También puedes comprarte una esterilla de guijarros para utilizarla entre un ejercicio de estiramiento y otro.

CROSS-TRAINING OCULAR

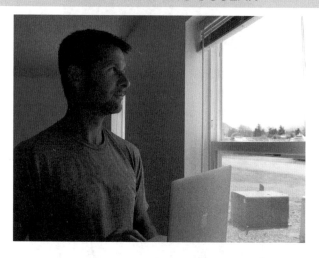

- Ajusta con frecuencia la distancia entre la cabeza y la pantalla.
- Aparta la vista del ordenador y dirígela al punto más alejado que puedas ver (preferiblemente por la ventana) para una mirada rápida cada cinco minutos y para una mirada prolongada cada media hora.

ESTIRAMIENTO DEL TÓRAX

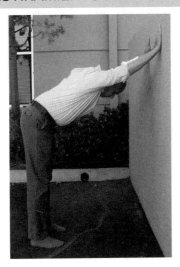

- Pon las manos sobre la mesa o apoyadas en la pared.
- En esta posición, anda hacia atrás dejando caer el pecho hacia el suelo.
- Con los pies bien alineados, retrasa la pelvis hasta que la cadera quede por detrás de los talones, con las piernas rectas (cuádriceps relajados) y la rabadilla levantada. No empujes la caja torácica.
- Rota las palmas de las manos y los codos para cargar suavemente la tensión en las articulaciones de los hombros.

DOBLE ESTIRAMIENTO DE PANTORRILLA

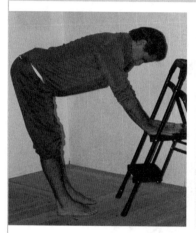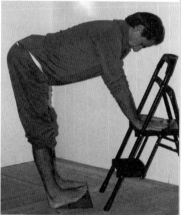

- Colócate enfrente de una silla, delante del asiento. Con los pies separados tanto como el ancho de la pelvis, las rodillas rectas y los pies apuntando hacia delante, inclina la pelvis hasta que las palmas de las manos se posen en la silla.
- Si no puedes llegar a la silla sin doblar las rodillas ni arquear la espalda, utiliza una silla de asiento más alto, una repisa o una mesa.
- Una vez que hayas bajado los brazos, intenta que la columna tire hacia el suelo y el coxis hacia el techo.
- No fuerces las costillas para que bajen ni arquees la espalda; limítate a relajar conscientemente la columna y bajarla todo lo que puedas.
- Para mayor intensidad, coloca las almohadillas de los pies sobre medio rodillo de espuma o una toalla enrollada.
- Mantén esta posición un minuto y repite el ejercicio a lo largo del día.

ÁNGELES EN LA PARED

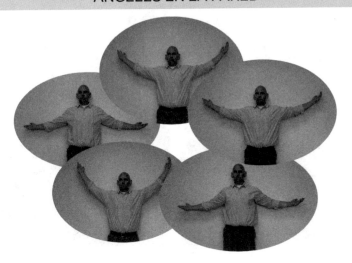

- Ponte de pie de espaldas a la pared con los pies separados entre 10 y 15 centímetros.
- Echa la cadera y la caja torácica hacia atrás hasta que toquen la pared.
- Pon los brazos en cruz, con las palmas de las manos hacia fuera (no hacia la pared).
- Poco a poco, sin separar la espalda, las manos ni la cadera de la pared, sube los brazos por encima de la cabeza, detente cuando notes que estos o las costillas se separan de la pared.
- Repite el ejercicio con suavidad, como si hicieras ángeles de nieve en la pared.

ESTIRAMIENTO DEL PIRIFORME, SENTADO Y DE PIE

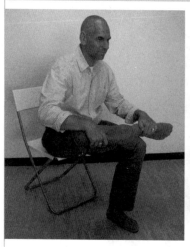 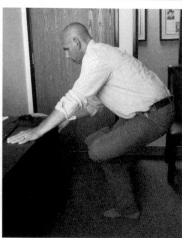

- Sentado al borde de una silla, deja el pie izquierdo en el suelo y cruza la pierna derecha de modo que el tobillo descanse sobre la rodilla izquierda.
- Suelta la pelvis –sigue los puntos señalados para sentarse bien de la página 71– y poco a poco inclínate hacia delante.
- Para mayor dificultad, coloca el tobillo de una pierna sobre la rodilla de la otra y, después, baja la cadera hacia el suelo manteniendo la rodilla de la pierna que se apoya en el suelo alineada con el tobillo.

DESLIZAMIENTO DE LA PELVIS

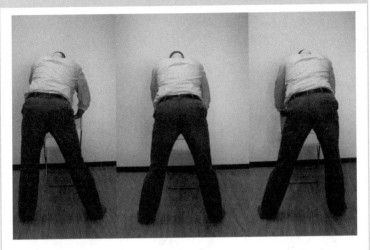

- Ponte de pie frente a una mesa o una silla, con las piernas separadas un poco más del ancho de la pelvis, los pies rectos apuntando hacia delante.

- Inclínate hasta apoyar las manos en el respaldo, y relaja la pelvis y la columna dejándolas caer hacia el suelo, pero sin arquearte.

- Retrasa la cadera hasta que se sitúe por detrás de los talones (notarás que los tendones de la corva comienzan a estirarse) y a continuación desliza la pelvis hacia la pierna derecha y después hacia la izquierda, sin moverte hacia delante.

- No dejes que la pelvis avance hacia delante; el único movimiento debe ser un deslizamiento de lado a lado.

- Para cambiar el grado de estiramiento, cambia la separación de los pies.

ESTIRAMIENTO DE LOS NERVIOS

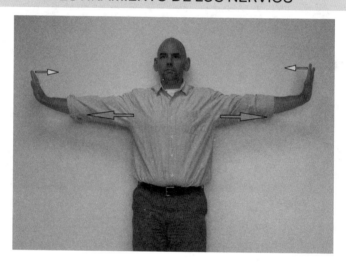

- Pon los brazos en cruz y levanta las manos como si estuvieras parando el tráfico en ambas direcciones.
- Separa los dedos de las manos y, lentamente, alinea las puntas con el eje vertical del cuerpo.
- Mantén los dedos corazón apuntando hacia arriba, los pulgares hacia delante y la flexura del codo hacia el techo.
- Alarga los brazos como si tiraran de ellos desde los extremos.

EL CAMARERO

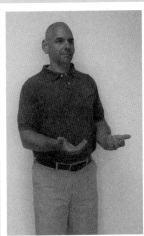 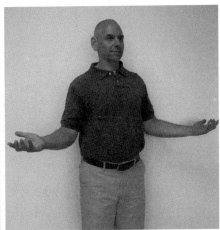

- De pie, dobla los codos en un ángulo de 90º, con las palmas de las manos hacia arriba, como si sostuvieras una bandeja.
- En esta posición, desplaza con suavidad las manos hacia los lados hasta que la derecha esté completamente en el lado derecho, y la izquierda, en el izquierdo. Devuélvelas a la posición inicial.
- Al principio puedes hacer este ejercicio sin equipamiento, pero para mayor intensidad puedes utilizar alguna resistencia suave, como un tubo o unas mancuernas (de no más de dos kilos).

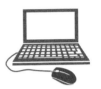

Apéndice, Referencias e Índice

Material de utilidad

La lista que sigue te ahorrará tiempo en la búsqueda del material que he mencionado o al que me he referido en este libro. No los he probado todos personalmente, y la lista no es de obligado seguimiento; son solo productos que parecen estar en consonancia con el objetivo de cambiar la geometría de tu cuerpo a lo largo del día, y se pueden considerar elementos de un espacio dinámico de trabajo.

PIES

En mi blog encontrarás una lista extensa de marcas de calzado minimalista. Podrás encontrar zapatos muy diversos de invierno, verano e infantiles. Estas son algunas de esas marcas:

Fit in Clouds

Gaiam Restore Hot & Cold Foot Roller

Happy Feet. The Original Foot Alignment Socks

Kalso Earth Shoe

Merrell Barefoot Shoes

Planet Shoes

The Primal Professional Oxfords

Unshoes

Vibram Five Fingers

Xero Shoes

TECLADOS

DataCal Ezsee Low Vision Keyboard Large Print Yellow Keys

ErgoTravel Keyboard

Goldtouch ErgoSecure 2.0 Smart Card Keyboard

Goldtouch V2 Adjustable Comfort Keyboard (para Mac y PC)

Herman Miller Keyboard Supports

Human Scale Build Your Own Keyboard

Kinesis Advantage Contoured Keyboard

Kinesis Advantage Pro Contoured USB Keyboard

Logitech K811 keyboard

Truly Ergonomic Keyboard Soft Tactile Model 207

ILUMINACIÓN

ErgoMart FL18G Lamp

Herman Miller Flute Personal Light

Herman Miller Tone Personal Light

Herman Miller Twist LED Task Light

Human Scale Diffrient Task Light

Human Scale Element Classic & 790

Human Scale Element Disc LED Light

Koncept Equo LED Task Lamp

Koncept LED Z Bar Task Light

Koncept Mosso LED Task Lamp

Philips L Prize Light Bulb

ESTERILLAS

Allegro Medical Cobblestone Mat

Barefoot Mats

Ergomat

Ergomat Infinity Bubble Mat

Ergomat Super Safe Mat

Gel Pro Ergo Comfort Rug

Gel Pro New Life Eco Pro

Global Industrial

New Pig

The Human Solution

The StreamBed Foot Reflexology Walking Mat

Topo mat by Ergodriven

RATONES

Aerobic Mouse

ErgoContour Mouse

Ergoguys Wow Pen Joy Optical Mouse

Evoluent Vertical Mouse Wireless

Goldtouch Bluetooth Comfort Mouse–Right Handed

Goldtouch Comfort Mouse–Left Handed

Goldtouch Wireless Ambidextrous Mouse

Handshoe Mouse Light Click Wireless

Mousetrapper Flexible Mouse

OrthoMouse

Penguin Vertical Mouse

SOFTWARE

F.lux

Time Out Free

TABURETES

ergoCentric Sit Stand II Standing Stool

Focal Upright Furniture Locus Leaning Seat

Focal Upright Furniture Mobis Leaning Stool

Focal Upright Furniture Mogo Portable Seat

Global Kneeling Chair

Herman Miller Bombo Stool

Herman Miller Lyra Stool

Herman Miller She Said Stool

Herman Miller Stool One

Humanscale Saddle/Pony Saddle seat

Knoll Jamaica Stool

Muvman Sit-Stand Stool

Office Master WS15 Sit to Stand Work Stool

Swopper Chair—Design Your Own

Swopper Muvman

Swopper Classic Stool

Uncaged Wobble Stool

Varier Move Standing Stool

Varier Multi Balans Kneeling Chair

Wigli Stool

MESAS Y OTRO MOBILIARIO

Anthro Technology Furniture

Chairigami Cardboard Standing Desk

ErgoDriven Standing Desk Calculator

Ergohuman

Ergotron

Focal Upright Furniture Workstations

Ninja Standing Desk

Stand in Good Health

The Standesk 2200

TreadDesk

Vari Desk

Zen Office WorkStation

VARIOS

Contour Lumbar Cushion

ContourSit Car Cushion

Dr. Cohen's Heatable AcuBack Kit

Ergonomic Accessories

FitBALL Seating Disk

Gaiam Restore Hot and Cold Therapy Kit

Gokhale Cushion

Squatty Potty

Yoga Tune Up Therapy Balls

Zen Office Eco Backrest

Referencias y lecturas recomendadas

En ncbi.nlm.nih.gov/pubmed o en scholar.google.com, encontrarás la bibliografía más actual sobre los efectos que tiene para la salud trabajar sentado.

Puedes usar estos términos de búsqueda:

«tiempo sentado»

«sedentarismo»

«sedentarismo pantallas»

«ergonomía espacios de trabajo»

Al-Dirini, R.M.A., Reed, M.P. y Thewlis, D. (2015), «Deformation of the Gluteal Soft Tissues During Sitting, *Clinical Biomechanics*, obtenido en clinbiomech.com/article/S0268-0033(15)00144-8/abstract

American College of Cardiology. (2015), «Excess sitting linked to coronary artery calcification, an early indicator of heart problems», ScienceDaily, 5 de marzo, obtenido en sciencedaily.com/releases/2015/03/150305205959.htm

Beers, E.A., Roemmich, J.N., Epstein, L.H. et al. (2008), «Increasing Passive Energy Expenditure During Clerical Work», *European Journal of Applied Physiology, 103 (3)*, págs. 353-360.

Biswas, A., Oh, P.I., Faulkner, G.E., Bajaj, R.R., Silver, M.A., Mitchell, M.S. y Alter, D.A. (2015), «Sedentary Time and Its Association for Risk With Disease Incidence, Mortality, and Hospitalization In Adults: A Systematic Review and Meta-Analysis», *Annals of Internal Medicine, 162 (2)*, págs. 123-132.

Chepesiuk, R. (2009), «Missing the Dark: Health Effects of Light Pollution, *Environmental Health Perspectives, 117 (1)*, págs. A20-A27.

Crotty, T.P. (1991), «The roles of turbulence and vasa vasorum in the aetiology of varicose veins», *Medical Hypotheses, 34(1)*, págs. 41-48.

Dosemeci, M., Hayes, R., Vetter, R. y Blair, A. (1993), «Occupational physical activity, socioeconomic status, and risks of 15 cancer sites in Turkey», *Cancer Causes and Control, 4(4)*, págs. 313-321.

Dunstan, D., Barr, E., Healy, G. y Owen, N. (2010), «Television Viewing Time and Mortality: the Australian Diabetes, Obesity and Lifestyle Study (AusDiab)», *Circulation, 121*, págs. 384-391.

Elsharawy, M., Naim, M., Abdelmaguid, E.M., Al-Mulhim, A. (2007), «Role of saphenous vein wall in the pathogenesis of primary varicose veins», *Oxford Journal of Interactive CardioVascular and Thoracic Surgery, 6(2)*, págs. 219-224.

Hahn, C. y Schwartz, M.A. (2009), «Mechanotransduction in Vascular Physiology and Atherogenesis», *Nature Reviews Molecular Cell Biology, 10*, págs. 53-62.

Hall, J., Mansfield, L., Kay, T. y McConnell, A.K. (2015), «The Effect of a Sit-Stand Workstation Intervention on Daily Sitting, Standing and Physical Activity: Protocol for a 12-Month Workplace Randomized Control Trial», *BioMed Central Public Health,15*, pág. 152.

Hansraj, K.K. (2014), «Assessment of Stresses in the Cervical Spine Caused by Posture and the Position of the Head», *Surgical Technology International, 25*, págs. 277-279.

Hsieh, H-J, Liu, C-A, Huang, B., Tseng, A.H.H. y Wang, D.L. (2014), «Shear-Induced Endothelial Mechanotransduction: The Interplay Between Reactive Oxygen Species (ROS) and Nitric Oxide (NO) and the Pathophysiological Implications. *Journal of Biomedical Science, 21*, pág. 3.

Katzmarzyk, P., Church, T., Craig, C. y Bouchard, C. (2009), «Sitting time and mortality from all causes, cardiovascular disease, and cancer», *Medicine & Science in Sports & Exercise, 41(5)*, págs. 998-1005.

Kitchel, E. (2000), «The Effects of Blue Light on Ocular Health», *Journal of Visual Impairment & Blindness, 94(6)*, pág. 399.

Labonté-LeMoyne, É., Santhanam, R., Léger, P., Courtemanche, F., Fredette, M., Sénécal, S. (2015), «Th e Delayed Effect of Treadmill Desk Usage On Recall and Attention», *Computers in Human Behavior 4*, págs. 1-5.

Levine, J.A. y Miller, J.M. (2007), «The Energy Expenditure of Using a 'Walk-and-Work' Desk for Office Workers With Obesity», *British Journal of Sports Medicine, 41 (9)*, págs. 558-561.

Li, F., Fisher, K.J. y Harmer, P. (2005), «Improving physical function and blood pressure in older adults through cobblestone mat walking: a randomized trial», *Journal of the American Geriatrics Society, 53(8)*, págs. 1305-1312.

Matthews, C.E., George, S.M., Moore, S.C., Bowles, H.R., Blair, A., Park, Y., Troiano, R.P., Hollenbeck, A., Schatzkin, A. (2012), «Amount of time spent in sedentary behaviors and cause-specific mortality in US adults», *American Journal of Clinical Nutrition, 95(2)*, págs. 437-445.

Müller-Bühl, U., Leutgeb, R., Engeser, P., Achankang, E.N., Szecsenyi, J. y Laux, G. (2012), «Varicose Veins Are A Risk Factor For Deep Venous Thrombosis In General Practice Patients», *Vasa, 41(5)*, págs. 360-365.

National Institute for Occupational Safety and Health, (1999), *Stress at Work*, NIOSH Publication number 99-101, obtenido en la web de Centers for Disease Control and Prevention (CDC), cdc.gov/niosh/docs/99-101/.

O'Brien, J.A., Edwards, H.E., Finlayson, K. y Kerr, G. (2012), «Understanding the relationships between the calf muscle pump, ankle range of motion and healing for adults with venous leg ulcers: a review of the literature», *Wound Practice and Research, 20(2)*, págs. 80-85.

Oppezzo, M. y Schwartz, D.L. (2014), «Give Your Ideas Some Legs: The Positive Effect of Walking On Creative Thinking», *Journal of Experimental Psychology: Learning, Memory and Cognition, 40(4)*, págs. 1142-1152.

Owen, N., Bauman, A., Brown, W. (2009), «Too much sitting: a novel and important predictor of chronic disease risk», *British Journal of Sports Medicine 43(2)*, págs. 81-83.

Patel, A.V., Bernstein, L., Deka, A., Spencer Feigelson, H., Campbell, P.T., Gapstur, S.M., Colditz, G.A. y Thun, M.J. (2010), «Leisure Time Spent Sitting in Relation to Total Mortality in a Prospective Cohort of US Adults», *American Journal of Epidemiology, 172(4)*, págs. 419-429.

Qiao, T., Liu, C. y Ran, F. (2005), «The Impact of Gastrocnemius Muscle Cell Changes in Chronic Venous Insufficiency», *European Journal of Vascular and Endovascular Surgery, 30(4)*, págs. 430-436.

Salmon, M. (2003), «Artificial night lighting and sea turtles», *Biologist, 50(4)*, págs. 163-168.

Shoham, N., Gottlieb, R., Shaharabani-Yosef, O., Zaretsky, U., Benayahu, D., Gefen, A. (2011), «Static Mechanical Stretching Accelerates Lipid Production in 3T3-L1 Adipocytes by Activating the MEK Signaling Pathway», *American Journal of Physiology – Cell Physiology*, octubre, págs. C429-C441.

Stamatakis, E., Hamer, M. y Dunstan, D. (2011), «Screen-based entertainment time, all-cause mortality, and cardiovascular events: Population-based study with ongoing mortality and hospital events follow-up», *Journal of the American College of Cardiology, 18(57)*, págs. 292-299.

Stvrtinová, V., Kolesár, J. y Wimmer, G. (1991), «Prevalence of varicose veins of the lower limbs in the women working at a department store», *International Angiology: a Journal of the International Union of Angiology, 10(1)*, págs. 2-5.

Takase, S., Pascarella, L., Bergan, J. y Schmid-Schonbein, G.W. (2004), «Hypertension-induced venous valve remodeling», *Journal of Vascular Surgery, 39(6)*, págs. 1329-1334.

Thosar, S.S., Bielko, S.L., Mather, K.J., Johnston, J.D. y Wallace, J.P. (2015), «Effect of Prolonged Sitting and Breaks in Sitting Time on Endothelial Function», *Medicine and Science in Sports and Exercise, 47(4)*, págs. 843-849.

Töchsen, F., Krause, N., Hannerz, H., Burr, H. y Kristensen, T.S. (2000), «Standing at work and varicose veins», *Scandinavian Journal of Work and Environmental Health, 26(5)*, págs. 414-420.

Tudor-Locke, C., Schuna, J.M. Jr., Frensham, L.J. y Proenca, M. (2014), «Changing The Way We Work: Elevating Energy Expenditure With Workstation Alternative, *International Journal of Obesity, 38(6)*, págs. 755-765.

Turner, C. (1998), «Three rules for bone adaptation to mechanical stimuli», *Bone, 23(5)*, págs. 399-407.

Tzima, E., Irani-Tehrani, M., Kiosses, W.B., Dejana, E., Schultz, D.A., Englehardt, B., Cao, G., DeLisser, H. y Schwartz, M.A. (2005), «A Mechanosensory Complex that Mediates the Endothelial Cell Response to Fluid Shear Stress. *Nature, 437*, págs. 426-431.

Whitfield, G., Pettee Gabriel, K. y Kohl, H. (2014), «Sedentary and active: self-reported sitting time among marathon and half-marathon participants», *Journal of Physical Activity and Health, 11(1)*, págs. 165-172.

Índice de autores y materias

La autora

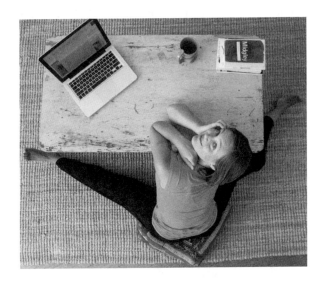

Biomecánica de formación y solucionadora de problemas por devoción, Katy Bowman tiene la habilidad de combinar la exposición científica con un lenguaje directo sobre soluciones prácticas y un incansable sentido del humor, lo que le ha granjeado muchísimos seguidores. Su galardonado blog y su *podcast*, *Katy Says*, llegan todos los meses a cientos de miles de personas, muchas de las cuales siguen sus clases. Sus libros, el éxito de ventas *Mueve tu ADN* (Editorial Sirio, 2018), *Every Woman's Guide to Foot Pain Relief: The New Science of Healthy Feet* (2011), *Alignment Matters* (2013) y *Whole Body Barefoot* (2015)

han sido aclamados por la crítica y traducidos a varios idiomas. En el tiempo libre que le dejan sus libros, Katy viaja por todo el mundo para impartir personalmente cursos del Nutritious Movement™, y dedica todo el tiempo que puede a salir con su marido y sus dos niños.

—